「植物の香り」のサイエンス：なぜ心と体が整うのか

植物香氣的科學

放鬆紓壓、改善失眠與提升專注力的芬芳力量

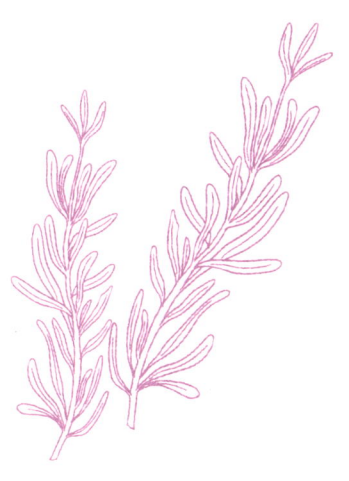

鹽田清二 / 竹之谷文子 著

周若珍 譯

前言

我們的生活因各種氣味而多采多姿，如各式佳餚令人食指大動的香味、麵包的焦香、總能穩定心神的咖啡香、清爽的水果香、使人沉醉的花香、帶有清新潔淨氣息的肥皂香⋯⋯等，不勝枚舉。

在諸多氣味之中，與人類關係最緊密的就是植物的芳香了。

人類自古就常在宗教儀式中使用香氣四溢的植物。例如，西元前三千年左右的埃及人在製作木乃伊時，就使用了乳香、沒藥等從植物萃取的香料。佛教儀式中焚燒的香，也是用帶有香氣的樹木來製作。

此外，如同現代的香水一般，古時候的人們也會利用植物的香氣來增添自己的魅力。據說「埃及豔后」克麗奧佩脫拉七世熱愛玫瑰花香，沐浴時會在泡澡水裡加入大量玫瑰花瓣，就寢時也會在床上鋪滿玫瑰。

隨著時代進步,從植物裡單獨萃取出芳香物質的技術問世,此後,即使手邊沒有某種新鮮植物,我們也能享受它的香氣。從植物提煉出的芳香物質,稱為「精油」。在過去,人們除了把精油當作香水之外,也會作為藥物使用,透過嗅吸、塗抹於皮膚,或是加入茶水中飲用等方式,獲得治療外傷及燒燙傷、預防傳染病、減緩疼痛、健胃整腸等效果。根據過往經驗已知確實有效果的精油用法,也傳承至今,發展為各種民俗療法。

　　目前法國與比利時已將使用植物芳香物質進行的治療認定為醫療行為,醫師也可以開立精油處方。

　　多年來,人們已陸續掌握各種有關植物香氣的知識,然而相較於疾病、營養等領域,針對香氣的研究仍大幅落後。不過,由於人們透過自我照護(Self-care)調整身心狀態的需求日益增加,植物香氣的功效也開始受到矚目。此外,結合了用來輔助西洋醫學的替代醫療以及傳統醫學的「整合醫學」(Integrative medicine)[1],也就是以人為本的醫療觀念,正逐漸抬頭。

1　編注:一種以病患為中心的醫療方式,強調照顧「身、心、靈、氣」的全面健康,而非只專注在疾病診斷和治療。其特色是將西醫、中醫和其他另類療法的優點結合起來,不僅治療疾病,還重視提升生活品質,以期幫助人們更健康、更有活力。

在上述背景下，人們留意到某些植物的香氣具備藥物沒有的特性，於是展開了研究。研究人員以科學方法驗證各種自古流傳的說法，梳理出植物的哪些氣味會對人類的身心產生什麼影響。

本書合著作者鹽田清二在2012年出版了《「香氣」為何能影響大腦──芳香療法與尖端醫療》（〈香り〉はなぜ脳に効くのか─アロマセラピーと先端医療）一書，從醫學的角度介紹香味對大腦產生作用的機制，承蒙各位讀者的支持，直到今天，該書依然廣受好評。

至於《植物香氣的科學》這本新書，除了介紹近十年香氣相關的研究成果外，更以淺顯易懂的筆調，說明香味影響人體及大腦的機制。因為，無論是想學習自我照護的一般讀者，或是以照護他人為業的芳療師，想要靈活運用香氣的功效，都必須先徹底了解人體的構造。

本書由兩位作者合著：鹽田清二負責解剖生理學，竹之谷文子負責運動科學、自我照護等領域，深入淺出地為各位說明香氣獨特的力量。

除了香氣作用的機制之外，本書也盡可能說明每一種精油來自

薰衣草香為什麼能助眠？・*053*
根據不同的睡眠問題，挑選適合的香氣・*056*
專欄②挑選優質精油的訣竅・*060*

第三章　緩解焦慮和憂鬱的香氣
焦慮是如何產生的？・*064*
能減輕焦慮的薰衣草香氣・*066*
利用香氣減輕候診時的焦慮・*068*
香氣可以預防憂鬱症嗎？・*070*
香檸檬精油也能減輕焦慮・*074*
專欄③芳香物質的經皮吸收・*078*

第四章　活化大腦的香氣
森林浴為什麼可以提神醒腦？・*082*
菅原道真喜愛梅花香的原因・*085*
有沒有能增強記憶力的香氣？・*086*
能讓人進入專注狀態的白薰衣草・*091*
能活化前額葉的檸檬香茅・*096*
利用植物香氣改善失智症・*099*
嗅覺喪失可能是失智症的前兆・*103*
專欄④香氣與記憶的關係・*107*

第五章　調節食慾的香氣

尋找可以抑制食慾的「香」氣・*110*
能抑制食慾的葡萄柚香氣・*112*
大腦調節食慾的部位——下視丘・*114*
草莓香氣能帶來飽足感？・*118*
健康的飲食始於健康的大腦・*120*
專欄⑤日本芳香療法的特色與發展・*126*

第六章　應用於醫療現場的香氣

香氣在醫療現場扮演的角色・*130*
護理與香氣密不可分的關係・*132*
精油相關的醫學研究與日俱增・*134*
能預防傳染病的精油・*137*
能減輕疼痛的精油・*143*
八重櫻「五泉櫻」的成分能使腫瘤縮小・*149*
專欄⑥香氣的功效為何難以獲得科學證據？・*155*

第七章　守護女性身心的香氣

女性的健康與植物的香氣密切相關・*160*
快樂鼠尾草精油具有類似雌激素的效果・*163*
孕婦應避免使用的精油・*166*
香氣能緩解更年期諸症狀的原因・*168*
適合「近更年期」的香氣・*171*

芳香療法在婦產科的實踐・*173*

第八章　提升運動表現的香氣
運動員的智慧帶給我們的啟示・*178*
運動員的特殊限制──不能使用藥物・*180*
利用香檸檬的香氣預防感冒・*184*
利用香氣讓精神維持在最佳狀態・*187*
透過精油按摩提升肌力・*189*
運動芳香療法的功效・*191*

後記・*197*

附錄　本書介紹的主要植物・*201*

PROLOGUE

序章

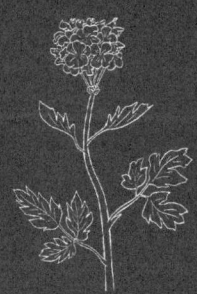

「香氣」到底是什麼？

一般人聞到自己喜歡的香味，心情就會變好；聞到食物的香味，就會感到肚子餓。話說回來，氣味究竟為什麼會影響我們的心情呢？各位不覺得很奇妙嗎？

香氣無法用肉眼看見，也無法用耳朵聽見，必須透過鼻子嗅吸，才能感受到。

只要我們把鼻子塞住便聞不到味道，若是將鼻子湊近散發香氣的物體，會感受到濃郁的香味，有些香氣甚至身在遠處也聞得到。

假如用手使勁摩擦帶有濃郁香氣的物體，香味就會附著在手上，這是光線和聲音沒有的特性，就算我們把手伸向光線或聲音，也無法讓光線或聲音附著在手上，把它們帶去別的地方。

香氣到底是什麼呢？

答案是──極微小的顆粒。有多小呢？香氣微粒比病毒還小，僅約數十奈米（一百萬分之一毫米）。

我們之所以能聞到香味，是因為這些微粒化為氣體，散布在空氣中的緣故。當懸浮在空氣中的香氣微粒進入鼻腔，附著在鼻腔的「嗅覺受器」上，大腦便會接收到訊息，此時我們才會感受到香味。因此，倘若鼻子被摀住或鼻塞，香氣微粒便無法附著在嗅覺受器上，我們也就聞不到香味了。

　　香氣微粒並非無時無刻都懸浮在空氣中，它們原本以固態或液態存在，只有一部分化為氣體，散發出來。以花朵為例，香氣微粒原本存在於花瓣、葉片和莖裡，其中一部分化為氣體擴散在空氣中，並且被稀釋。我們愈靠近花朵，聞到的香氣就會愈濃，而距離花朵愈遠，附著在鼻腔裡的香氣微粒就愈少，聞到的香氣也就愈淡。

　　將水加熱至一百度，水就會沸騰，變成水蒸氣，但香氣微粒在常溫下也會化作氣體，這種在常溫下也很容易汽化的特性，稱為「揮發性」。酒和消毒用的藥用酒精（乙醇）也具有揮發性，如果把酒的瓶蓋打開，擺放一陣子，酒精成分就會慢慢不見；以藥用酒精消毒雙手之後，不必特地用手帕擦乾，馬上就會自然乾掉，也是因為酒精揮發成氣體的關係。

前面提到香氣是一種微粒,如果用科學詞彙來表達,就是「分子」。分子是保持物質特性的最小單位,如水分子、氧分子、二氧化碳分子等等。或許有些讀者已經不記得了,不過我們應該在國中的化學課就學過這個概念。總而言之,各位只要了解「物質是由許多分子組成的」即可。

香氣分子有許多種類,每一種類型的氣味都不同,人體鼻腔裡用來辨認氣味的受器也有許多種類,每一種受器能結合的分子都不同,就像鑰匙和鎖孔的關係一般,只有在兩者完全吻合的時候,我們才能感受到氣味。

看到這裡,各位是否對「香氣」的概念又更了解一點了呢?不只是香氣,世上所有的氣味,都符合上述特性。各位可以想像:當香氣分子進入鼻腔,與受器結合,想必是件令人身心舒暢的事,然而如果是令人厭惡的氣味分子進入鼻腔,那可就讓人不太愉快了。

然而,嗅覺是動物為了自我保護而發展出的能力。令人嫌惡的氣味,其實是一種用來提醒動物「有危險!」的訊號,若聞到物體散發不悅的氣味,動物就不會去吃它,或是提高警覺,避免再繼續靠近它。與動物相比,現代人的嗅覺已經退化許多,即使如此,我

們仍然能藉由氣味判斷食物是否腐壞，也會察覺瓦斯外洩或物體燃燒的臭味。

如果不想聞到討厭的氣味，只要把鼻子搗住，就能夠以物理的方式阻擋氣味分子進入鼻腔。

香氣分子附著於鼻腔後，會帶來什麼變化？

進入鼻腔、與嗅覺受器結合的香氣分子，其實並沒有進入我們的體內，它只是按下「將訊號傳遞至大腦」的開關而已，就好比推倒第一片骨牌。

在討論後續的骨牌效應之前，請容我先說明大腦的構造。

人體是由許許多多的細胞組成的，大部分的細胞都呈橢圓形，不過有些細胞會具備獨特的形態，以便發揮功能。神經細胞（Neuron，亦稱神經元）是一種專門傳遞訊號的細胞，細胞的本體呈橢圓形，同時向外伸出長長的天線。這種橢圓形（有些呈三角形）的本體，稱為「細胞體」（Soma），由許多重要物質組成，包括含有DNA的細胞核（Cell nucleus），以及合成人體所需蛋白質

的構造等。從細胞體伸出的天線,可大分為兩種:一種是「樹突」(Dendrites),負責將來自其他神經細胞的訊號傳送至細胞體;另一種是「軸突」(Axon),負責將細胞體發出的訊號傳送至其他神經細胞。

一般認為大腦裡的神經細胞數以千億計,這些神經細胞依照樹突→細胞體→軸突→樹突→細胞體→軸突……的順序,以接力的方式傳遞訊號,再由大腦進行處理。

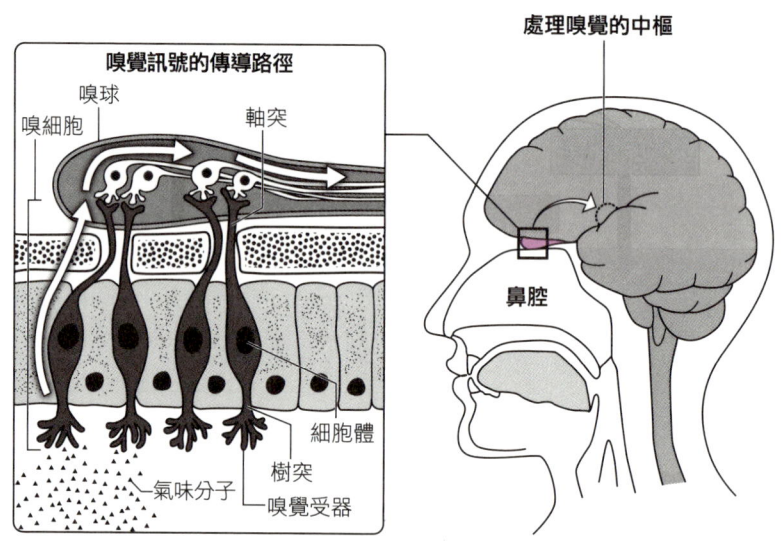

圖序-1 感受香氣的嗅細胞示意圖。

能夠與香氣分子結合的嗅覺受器，位在神經細胞「嗅細胞」的細胞膜。嗅細胞分布於鼻腔上方，將用於接收訊號的天線（樹突）伸向鼻腔，同時，將用於傳遞訊號的天線（軸突）伸向大腦。位於嗅細胞樹突的嗅覺受器與香氣分子結合之後，就會將訊號轉換為電訊號，傳遞至大腦裡的神經細胞。

　　接著，訊號就會在大腦裡展開接力傳遞。

　　口服藥和食物是經由口腔攝取，由消化器官分解至分子大小，再由腸吸收至體內，進入血液中。這些分子必須隨著血液抵達大腦，才能對大腦產生作用，然而，遍布於大腦的血管，為了保護大腦，會阻隔某些物質進入大腦（此功能稱為「血腦屏障」〔Blood-brain barrier〕），因此實際上並非所有的分子都能對大腦產生作用。

　　相對地，香氣分子只要與鼻腔裡的嗅覺受器結合，便能立刻對大腦產生作用，這正是香氣的一大特徵。有些藥品可能需要等上數小時，藥效才會發作，因此當我們想要立刻放鬆或清醒時，就是香氣發揮其優勢的時刻。

大腦接收的訊號如何影響身心？

了解香氣分子將訊號傳送至大腦的過程後,接著讓我們一起看看訊號進入大腦之後,會對人體帶來什麼影響。

訊號進入大腦後,大腦就會著手開始處理。生物會選擇最有利於生存的方式來運用訊號,例如:有時會根據訊號判斷接下來應該採取的行動;有時會將訊號與記憶對照,勾起某些回憶;有時則會將訊號儲存起來,形成記憶,以備未來的不時之需。不僅是氣味,聲音、影像與觸感等訊號,也都會經過相同的處理。

不過,某些植物香氣除了扮演訊號的角色之外,還能活化大腦的特定部位,對人體產生影響。

接下來,我將從第一章依序介紹各種香氣分子的功效,而這些功效當中最常被提及的,就是香氣對自律神經系統的影響。在這裡,我想先簡單介紹自律神經系統是什麼,以及香氣對它的影響。

神經系統就像一個網路,人體的各部位透過這個網路取得聯繫之後,身體才能運作,而這個網路的核心,就是「中樞神經系統」

（Central nervous system）。「中樞」意指事物的核心，中樞神經系統也正如其名，匯集來自全身的訊號，加以處理之後，再對身體各部位下達新的指令，可說扮演極為重要的角色。人體的中樞神經系統包括大腦和脊髓，大腦有頭蓋骨保護，脊髓則有脊椎骨保護。脊髓的形狀宛如豆芽菜，與大腦相連，彷彿一條從大腦長出的尾巴。

負責收集訊號並將其傳送至中樞神經系統的，是「周邊神經系統」（Peripheral nervous system）。周邊神經系統包含除了大腦和脊髓以外的所有神經系統，我們皮膚感受到的觸感、眼睛看見的景象、耳朵聽見的聲音、鼻子聞到的氣味等訊號，都是透過名為「感覺神經」（Sensory nerve）的周邊神經傳遞至大腦的（嗅神經就是屬於周邊神經系統的感覺神經）。負責讓四肢活動、傳達身體位置訊號（Positional information）的，則是周邊神經系統裡的「運動神經」（Motor nerve）。

我們可以透過感覺神經和運動神經去感知或控制訊號，但有一種周邊神經是我們無法以個人意志支配的，那就是「自律神經系統」（Autonomic nervous system）。自律神經主要掌管內臟器官，負責調節呼吸、血液循環及消化等功能。「自律」意指做好自己份內的工作，也就是說，即使我們不特別去意識，自律神經也會自動進

01
CHAPTER

舒緩壓力與疲勞的香氣

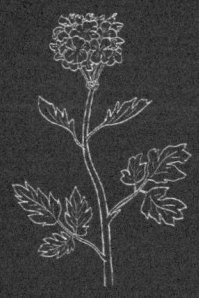

薰衣草香可以減輕壓力

每個人在生活中或多或少都必須面對壓力,所謂的壓力,指的是「人體在受到外界刺激時產生的生理反應」。看見「刺激」兩個字,各位可能會聯想到刺痛或刺眼等令人不適的狀況,不過這裡的刺激,指的是外部環境對人體造成的一切影響。

我們生活在瞬息萬變的環境裡,這個環境裡充滿各種刺激,我們有時會冷,有時會熱,有時會曬到太陽,有時會聽見聲音,有時會碰觸到物體,有時會遇到可怕的事物,有時會發現自己喜歡的東西。在進化的過程中,人類慢慢學會在面對各種刺激時,該如何適切地做出反應。當一個人即使感受到壓力,也能順利調適,這種狀態稱為「適應」。有些人每天都過得很愉快,無憂無慮,因此認為自己毫無壓力,但事實上,他們並不是沒有壓力,而是已經適應了壓力。

當我們在日常對話中抱怨「最近壓力好大」、「好想紓壓」,就表示我們正處於「無法適應壓力」的狀態。當壓力的來源(也就是刺激)太大,導致我們無法應對時,就會產生對壓力不適應的狀況,為身心帶來負面的影響。倘若長期處於這種狀態而不設法改

善,便可能影響日常生活運作,有時甚至會導致嚴重的疾病。

有壓力其實並不是壞事,然而當壓力大到無法適應時,為了自己的身心健康,我們必須採取一些對策。

消除壓力最有效的方法,就是遠離造成壓力的因素(壓力源),然而大多時候,我們就是因為無法遠離壓力源,才會為此而苦惱。不過,假如真的擺脫不掉糟糕的人際關係,或面臨親人過世等難以承受的事件,其實只要短暫脫離那種情緒,也就是轉換一下心情,便能減輕壓力。看看大自然的美景、聽聽喜歡的音樂,在這段短暫的時光裡,壓力反應是可以獲得抑制的。當然,香氣也能幫助我們轉換心情。

許多人喜歡在工作的空檔喝咖啡,除了咖啡的滋味與咖啡因的提神效果之外,咖啡香氣有助於轉換心情,很可能也是原因之一。

不過,香氣的功效並不只是幫助我們轉換心情而已,它的確能影響我們的身心,減輕壓力。

接下來,我要介紹我們團隊針對「植物香氣對壓力的影響」所

進行的研究，該研究鎖定的是薰衣草香氣。

綻放著美麗紫色花朵的薰衣草，相信大部分的人都看過。薰衣草的莖呈細長狀，與地面垂直生長，末端結有許多小花，散發澄淨清新而不甜膩的香味。

薰衣草自古以來就經常被使用於烹飪及醫療上，薰衣草香對身心的正面影響，也早已眾所皆知。在利用從植物萃取的芳香物質，也就是「精油」來增進健康的芳香療法中，應用範圍最廣的，就是薰衣草精油。此外，目前已有多篇研究論文證實薰衣草精油對人體的功效，包括：消炎、抗焦慮、抗憂鬱、殺菌、鎮靜等。

減輕壓力，也是薰衣草精油廣為人知的功效之一。

我們的研究是測試薰衣草香味能否減輕實驗小鼠的壓力：將小鼠放在一個水深2公分的籠子裡，小鼠體型很小，不含尾巴總長約為7公分，不過在2公分深的水裡並不會溺死，沒有生命危險。然而，籠子裡的小鼠身上總是溼漉漉的，這會讓討厭潮溼的牠倍感壓力。在實驗中，我們比較了在上述條件下，身在普通的籠子裡，以及身在充滿薰衣草香氣的籠子裡時，小鼠感受到的壓力是否有差異[1]。

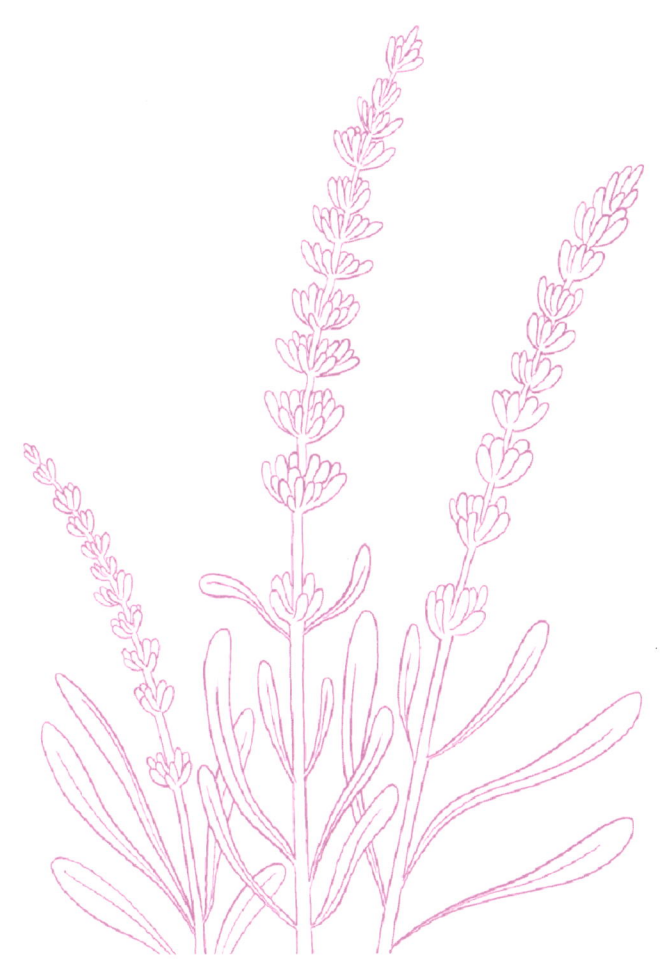

圖1-1　薰衣草（Lavender）／唇形科的半灌木，原產地為地中海沿岸，可從花朵萃取薰衣草油。

壓力要如何測量呢？

或許有些人會覺得疑惑，我們要怎麼測量小鼠感受到的壓力呢？畢竟也不可能直接去問小鼠：「你沒事吧？」在有關壓力的實驗中，無論對象是小鼠或人類，都會透過測量血液或唾液中的壓力荷爾蒙濃度，來判斷壓力的多寡。

我在本章的開頭也曾提到，假如一個人長期面對龐大到無法適應的壓力，便可能會生病。為什麼會生病呢？在此，我想更仔細地說明人體的構造。

人一旦遇到壓力，身體就會出現反應，以應付壓力；而所謂的應付，並不只是避開壓力而已。壓力反應是一種讓生物感知危險的重要訊號，面臨危機時，我們必須讓身體處於清醒狀態，才有辦法逃走或奮戰。

人類在感知壓力時，大腦會對位於腹部的一個小器官「腎上腺」（Adrenal gland）下達指令；大腦負責下達指令的部位，是與下視丘相連的「腦下垂體」（Pituitary gland）。腎上腺接到了來自腦下垂體的指令後，就會分泌一種名叫「皮質醇」（Cortisol）的荷

爾蒙,並將它送入血液中。荷爾蒙就像一個被裝在瓶子裡的指令,隨著血液流遍全身,將指令帶到全身各個角落。人體接收到皮質醇之後,就會讓脈搏加速、血壓升高,同時分解肝醣及脂肪,提供能量,讓身體處於隨時都能活動的狀態,來面對危機。

上述反應在面對危機的當下極為重要,然而,由於在這種狀態下血壓和血糖都大幅上升,倘若長期如此,罹患各種疾病的風險就

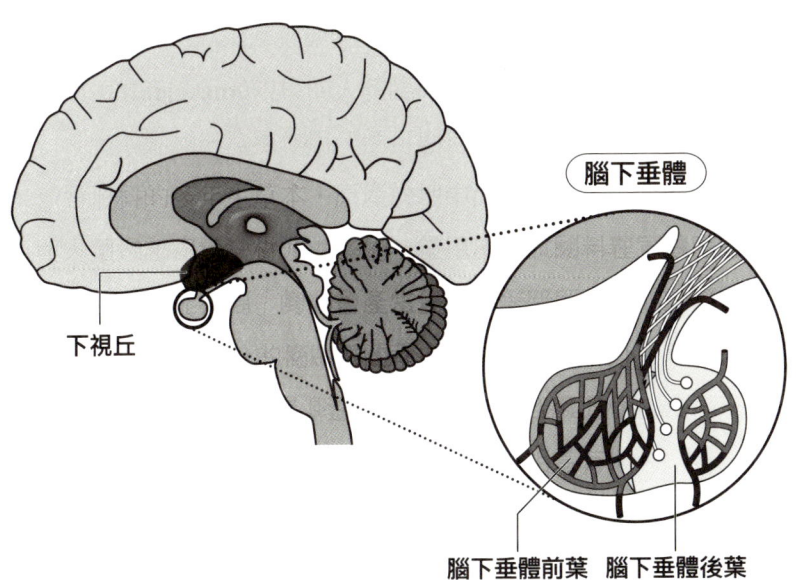

圖1-2 位於下視丘下方的腦下垂體擴大圖。

會提高。另外,皮質醇具有抑制免疫反應的作用,如果長期持續分泌,便容易罹患傳染病。

　　小鼠的身體也有相同的機制。小鼠遇到壓力時,體內分泌的不是皮質醇,而是一種名為「皮質類固醇」(Corticosteroid)的荷爾蒙。也就是說,我們不必用言語去詢問小鼠心情如何,只要測量小鼠血液中的皮質類固醇濃度,就能掌握小鼠感受到的壓力。若皮質類固醇的數值升高,就表示小鼠感受到壓力,若皮質類固醇的數值降低,就表示壓力減輕。

　　回到前述的實驗。我們比較了小鼠在承受「全身溼漉漉」這種壓力的狀況下,嗅吸薰衣草香之前與之後的皮質類固醇數值變化,結果發現,薰衣草組的皮質類固醇數值,比沒有嗅吸薰衣草香的對照組來得低(如圖1-3)。換句話說,我們可以推測薰衣草的香氣減輕了小鼠的壓力。這種防阻壓力的作用,一般稱為「抗壓作用」。

　　介紹完了小鼠的實驗結果,接著讓我們看看,香氣對人類的影響又是如何呢?

利用香氣舒緩演講或心算時的壓力

2017年，橫濱藥科大學的研究團隊發表了一份研究報告[*2]，研究團隊將二十七名受試者分成兩組，請受試者進行演講及做心算題目，一組在充滿薰衣草香氣的室內進行，另一組則是在沒有特殊氣味的室內進行，完成後，再測量受試者的壓力。

此為刻意製造的壓力環境，因此在實驗結束後，藉由唾液檢

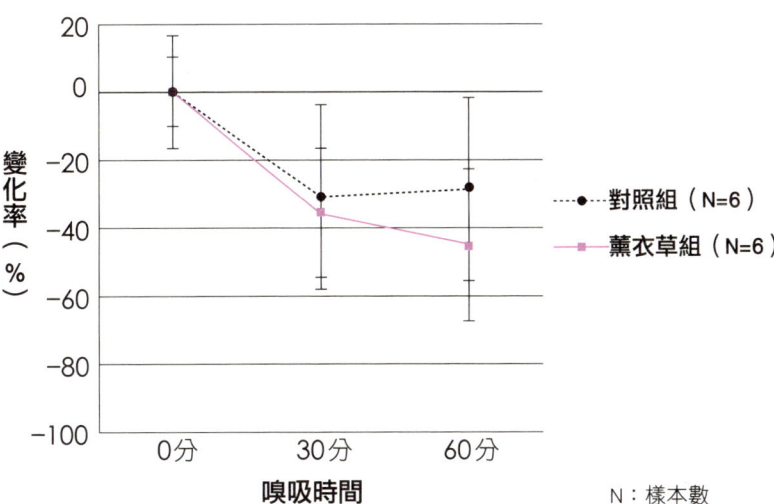

圖1-3　實驗小鼠嗅吸精油後血液中皮質類固醇數值的變化。

測，可知在一般室內的受試者皮質醇濃度確實升高了。然而，嗅吸薰衣草香氛的受試者，皮質醇濃度並沒有上升，如此顯示壓力獲得抑制。

這個研究結果，是不是很值得應用在日常生活中呢？

話說回來，究竟是薰衣草香氛裡的哪些成分，發揮了抗壓作用呢？之所以這麼說，是因為天然植物的香氛，通常都是由多種成分組成的。

圖1-4是薰衣草精油成分的分析結果，由圖可知，薰衣草精油的成分包括47.1％的「芳樟醇」（Linalool），以及40.6％的「乙酸芳樟酯」（Linalyl acetate）。為了確認具有抗壓作用的是何者，我們讓前述面對潮溼壓力的小鼠嗅吸僅含單一成分的香氛，並進行相同的實驗，結果發現乙酸芳樟酯能降低小鼠血液中的皮質類固醇數值，但芳樟醇並無此功效。根據上述實驗結果，我們得知薰衣草精油裡的抗壓作用，主要來自乙酸芳樟酯。

為了確認上述成分對人體是否也能產生相同的作用，我們進行了以下的實驗：將二十七名受試者分成三組，讓受試者透過擴香

RT(min)	%	推測化合物
5.1	0.4	α-蒎烯（α-Pinene）
5.8	0.1	莰烯（Camphene）
7.2	0.4	β-蒎烯（β-Pinene）
7.9	0.7	3-辛酮（3-Octanone）
11.2	1.5	桉葉油醇（Eucalyptol）
17.4	47.1	芳樟醇（Linalool）
20.1	1.9	樟腦（Camphor）
21.8	0.8	龍腦（Borneol）
22.3	0.7	萜品烯-4-醇（Terpinen-4-ol）
23.3	0.5	α-松油醇（α-terpineol）
23.4	0.3	乙酸正己酯（Hexyl acetate）
24.3	0.8	辛酸（Caprylic acid）
26.0	40.6	乙酸芳樟酯（Linalyl acetate）
27.4	0.5	薰衣草醇（Lavandulol）
29.9	0.2	乙酸橙花酯（Neryl acetate）
30.6	0.4	乙酸香葉酯（Geranyl acetate）
31.6	2.1	石竹烯（Caryophyllene）
32.7	0.2	β-金合歡烯（β-Farnesene）

圖1-4　研究用薰衣草精油成分的分析結果（RT：滯留時間）。

機分別嗅吸薰衣草、芳樟醇、乙酸芳樟酯的氣味,並測量受試者在嗅吸前與嗅吸後唾液中的皮質醇含量。結果顯示,嗅吸乙酸芳樟酯的受試者,唾液中的皮質醇含量大幅降低,甚至在香氣噴霧停止的三十分鐘後,仍持續減少(圖1-5)。

上述實驗,對於香氣效果的進一步研究及有效運用,都具有重大的意義。

除了薰衣草之外,在香檸檬(Bergamot,常見譯名為佛手柑,

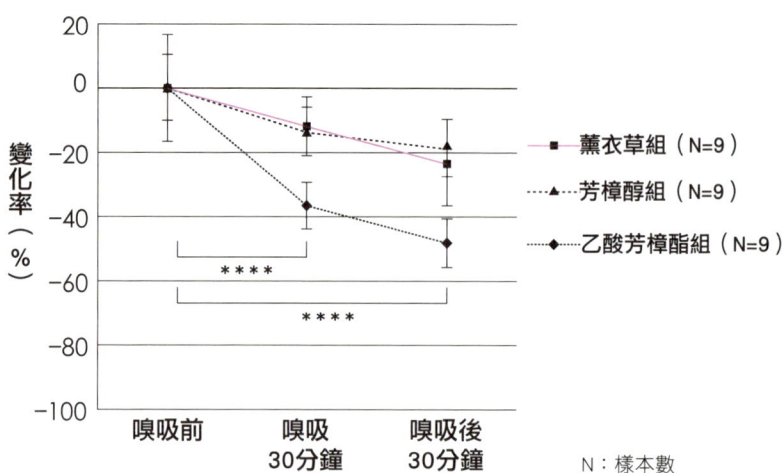

圖1-5　嗅吸薰衣草精油及其主要成分後,唾液中皮質醇含量的變化。

詳請參見P.49）、快樂鼠尾草等植物的香氣裡，也含有乙酸芳樟酯，假如各位想藉由嗅吸香氣來減輕壓力，卻不喜歡薰衣草的味道，或許可以考慮其他含有大量乙酸芳樟酯成分的香氣。相反地，即使是香味與薰衣草一模一樣的人工香料，倘若成分中不含乙酸芳樟酯，可能就無法帶來抗壓的效果。

利用香氣減輕長期使用電腦產生的疲勞

　　在忙碌的現代社會，跟壓力同樣令人困擾的問題，莫過於疲勞了。在經過長時間的步行之後，我們可能會因為太過疲累而感到雙腳彷彿不聽使喚，精神不濟，想要立刻躺下來休息。其實人並不是只有身體會感到疲勞，大腦也會累。相信大多數的人都有這樣的經驗：當長時間進行需要高度專注力的工作，大腦就會疲憊，導致出錯的機率變高。判斷力和工作效率明明都降低了，大腦卻無法正確判斷此時應該暫停工作，稍事休息，因此常會繼續工作，陷入惡性循環。

　　有一份研究報告證實了香氣可以減輕因為過度使用電腦而產生的疲勞。

該研究發表於2013年,由京都府立醫科大學等多所學校共同進行,受試者為八名男性大學生或研究生[3]。

研究團隊準備了以下的室內環境:①沒有氣味、②充滿葡萄柚精油香氣、③充滿歐薄荷(又名胡椒薄荷)精油香氣、④充滿真正薰衣草精油香氣、⑤充滿以甜橙、馬鬱蘭、天竺葵、伊蘭伊蘭各25％製成的混合精油香氣、⑥充滿以香檸檬、甜橙、羅馬洋甘菊、真正薰衣草、大西洋雪松、玫瑰木各16.5％製成的混合精油香氣。參加實驗的八名受試者,須在其中一種環境中操作電腦兩個小時,條件和日期皆不連續,總計十二天。研究團隊每次都會測量受試者的心跳、呼吸及免疫細胞的狀態,並請受試者填寫調查情緒、疲勞程度與焦慮感的問卷。

研究結果顯示,同樣的壓力條件下,在充滿香氣的環境中操作電腦後的疲勞感,比沒有香氣的環境要來得低,其中又以歐薄荷香氣減輕疲勞的效果最為明顯。除此之外,歐薄荷香氣還能提升活力,同時降低疲勞、困惑等負面情緒。

歐薄荷經常被添加在口香糖等食品中,因此光聽到名稱,各位的腦海中應該就能浮現歐薄荷的香氣。許多甜點或雞尾酒也會用歐

薄荷葉來點綴，歐薄荷也是牙膏等日用品的經典香味，因此大部分的人應該都對這種植物非常熟悉。

在過去的研究中，我們已知歐薄荷精油可以活化交感神經，提神醒腦。

另一方面，像薰衣草這種能夠活化副交感神經，具有鎮靜作用的香氣，降低疲勞的效果也遠高於沒有任何香氣的環境。儘管歐薄荷和薰衣草都有減輕疲勞的功效，不過兩者作用的機制可能有所不同。

疲勞是大腦發出的警告，假使我們無視這個警告，繼續強迫大腦和身體工作，最後可能會導致死亡。因此，疲勞可說是一種保護生命的重要警訊。

在大部分的時候，人一旦感受到疲勞，便很難勉強自己繼續工作。畢竟是主宰全身的大腦下達了「停下來」的命令，所以身體會變得沉重、疼痛，心理上也會變得厭煩，喪失動力，就算我們的意志想繼續工作，身體和大腦也不聽使喚，就像被強制關機一樣。

然而即使如此,過勞死的悲劇依然時有所聞。明明已經感到疲勞,全身都拒絕工作了,卻可能因為受到外在的逼迫、責任感過於強烈,或是太害怕而違抗大腦的命令,繼續工作。這樣的人,想必具有過人的意志力吧。也有些案例是因為工作價值、成就感等正向情緒掩蓋了大腦發出的疲勞警告,導致當事人沒有疲勞的自覺,工作過頭,結果有一天突然倒下。

　　上述的正向情緒,一般會在交感神經活化的狀態下出現。專門研究疲勞的梶本修身教授在其著作中,將這種「疲勞訊號被情緒所掩蓋」的現象稱為「被遮蔽的疲勞感」[*4]。

　　正如梶本修身教授的描述,疲勞只是被遮蔽而已,其實並沒有消失。

　　在面臨緊要關頭時,若能透過歐薄荷香氣活化交感神經,或許就能盡情發揮實力,避免因為疲勞而表現不佳。然而,歐薄荷香氣的作用恐怕並不是消除疲勞,而只是把疲勞的感覺隱藏起來罷了。一旦度過了緊要關頭,仍需要好好休息,讓疲勞真正消除才行。

　　相反地,薰衣草等具有鎮靜效果的香氣,則能讓興奮的大腦

冷靜下來，徹底休息。當大腦過度興奮，疲勞無法消除時，只要嗅吸薰衣草香氣，應該就能幫助我們好好放鬆，真正地消除疲勞。不過，我在第四章也會詳細說明，正因為薰衣草的香氣可以讓大腦休息，所以可能會降低工作成效。

當我們想要消除疲勞時，或許可以依據當下的狀況，思考自己希望讓大腦和身體進入何種狀態，如此便能更靈活地運用香氣。

總結

❖ **可減輕壓力的香氛**
 薰衣草、香檸檬、快樂鼠尾草。

❖ **可提神醒腦、緩解疲勞的香氛**
 歐薄荷。

❖ **可鎮靜身心、消除疲勞的香氛**
 薰衣草。

註

＊1 Takenoya Fumiko et. al., "Anti-stress action of lavender essential oil and its component analysis of mice and humans." *Journal of Japanese Society of Aromatherapy*, 2018, 17(1), 7-14

＊2 Nitto Takeaki et. al., "Examination about the stress reduction effect of the lavender essential oil." *Journal of Japanese Society of Aromatherapy*, 2017, 16(1), 15-21

＊3 Eri Watanabe et. al., "Effects of Essential Oil Odor Exposure on Psychophysiological and Immunological Parameters of Fatigue due to Computer-Related Task." *Japanese Journal of Complementary and Alternative Medicine*, 2013, 10(2), 107-115

＊4 梶本修身,《所有的疲勞都是因為大腦》（すべての疲労は脳が原因）,集英社新書,2016

專欄①精油是什麼？

　　讓新鮮植物常伴身邊，時時享受植物的香氣，其實有相當程度的門檻。在庭院或田裡栽種植物並不輕鬆，即使真的種了，具有香氣的花或果實也只會出現在特定的季節，更遑論許多植物根本不適合在本地的氣候下生長。雖然也可以將植物乾燥處理後保存起來，但乾燥植物的香氣當然不比新鮮植物濃郁。

　　此外，如果只是少數幾種植物，或許還能設法取得，可是當我們對香氣的效果了解愈深，就愈會想嘗試運用各種不同的香氣，想找齊這些植物，勢必既耗時又花錢。

　　然而，精油就是從植物萃取出的芳香物質，只要善加運用精油，就能輕鬆享受植物的香味。

　　第一章曾提到，會散發香氣的成分，是一種在常溫下也很容易變成氣體、具有揮發性的分子，而且大部分的香氣分子，都具備易溶於油而非溶於水的「脂溶性」特質。

　　植物由許多分子組成，從中萃取出的香氣分子液體，就是精油。精油的英文是「Essential Oil」，名稱之所以有「油」(Oil)這個字，是因為精油是脂溶性分子的集合體，並不是溶解在油裡的意思。精油的質地很清爽，不像烹飪時使用的食用油那麼油膩，就是最好的證明。

純度100％的精油，就是完全由植物所含的脂溶性分子組成。具有香味的花、葉、根、果皮、種子等，皆可以成為精油的原料，不過乍看之下，各位可能很難想像油脂成分到底在哪裡吧？

　精油是將每一株植物裡僅有的少許分子收集起來製成的，例如薰衣草的花、葉、莖都是萃取精油的原料，但是1公斤的薰衣草，只能萃取出6～8毫升的精油，極為珍貴。

　每一種植物萃取精油的方式都不同，目前最普遍的方法是「水蒸氣蒸餾法」。蒸餾這個名詞，對喜歡喝酒的人來說應該不陌生，而喜歡化學的人，或許也還記得以前曾在學校學過。

　蒸餾是利用液體中各種成分沸點不同的特性，從含有多種成分的液體中，分離出特定的成分，並加以冷凝的方法。

　在酒類中，大家耳熟能詳的蒸餾酒，包括威士忌、伏特加、燒酒、琴酒、龍舌蘭、白蘭地、萊姆酒⋯⋯等，不勝枚舉。這些酒類的共通點，就是酒精濃度比日本酒、葡萄酒、啤酒等釀造酒還要高。酒類所含的酒精，是由酵母菌製造出來的，不過當酒精濃度到達某個程度，酵母就會死亡，因此以酵母製作的酒類，酒精濃度不會超過20％。

　然而存在於水中的20％酒精成分（乙醇），汽化所需的溫度比水要來得低，因此只要加熱至乙醇汽化，再將這些氣體收集起來，加以冷卻，使其恢復為液態，也就是進行蒸餾，便能製作酒精濃度

較高的酒。

　　精油的水蒸氣蒸餾法，是將植物塞滿鍋內，利用高溫水蒸氣萃取出植物中比較容易汽化的成分，再使其冷卻，獲得萃取物的液體。但此時的液體包括了脂溶性成分，以及含有水溶性成分的水蒸氣，還不是精油。不過，就算有不同成分混雜在一起也無妨，由於水和油會分離，油的重量比較輕，因此脂溶性成分會浮在水面上，只要把這個部分取出，就是精油了。

　　知道了精油和威士忌一樣是用蒸餾方式製作的，是不是有一股親切感湧上心頭呢？

　　精油還有許多不同的製作方式，隨著製作方法的不同，精油裡所含的成分也會有差異，有興趣的讀者，可以多去了解各種製作方法。

　　正如蒸餾酒的酒精濃度比較高，將芳香物質濃縮於其中的精油，對人體的影響當然也勝過新鮮植物。當我們想嗅吸香氣時，只需要使用一、兩滴精油，就能滿室芬芳。利用精油進行按摩時，則必須避免直接讓精油接觸皮膚，請使用不含精油的「基底油」（Carrier Oil）稀釋後再使用。

02
CHAPTER

幫助睡眠的香氣

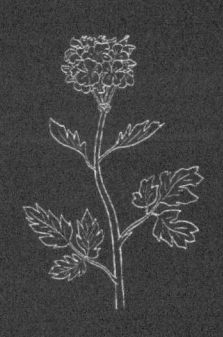

睡眠會直接影響大腦的工作效率

平常就習慣關注健康資訊的人，應該或多或少都聽過睡眠的重要性吧。

對於整天忙碌的大腦來說，睡眠時間是它唯一可以休息的時候。雖說是休息時間，但大腦其實並沒有完全休息，它會趁著睡眠時間專心形成記憶、代謝廢物。

睡眠不足會明顯降低大腦的工作效率，相信有熬夜經驗的人一定心有戚戚焉。一旦睡眠不足，我們的記憶力就會變差，下判斷時需要花更多時間，也很容易犯下平常根本不會犯的錯。研究顯示，就算沒有熬夜，假如每天只睡四～五個小時，也就是長期處於慢性睡眠不足的狀態，工作效率也會低落。

睡眠不足帶來的負面影響，當然不只是降低我們日常的工作表現。有許多研究指出，睡眠不足的人罹患失智症的風險較高，慢性睡眠不足也會導致死亡率上升。

除此之外，睡眠不足還可能會引起心臟病、腦梗塞、憂鬱症等

許多重大疾病。

在距今約三十五年前的1989年，日本的昭和時代結束，進入平成時代。當年的「新語・流行語大賞」排行榜中，有一句話是「你能奮戰二十四小時嗎？」經歷過昭和時代的讀者，想必都對這句話有印象，這是某提神飲料的廣告詞，那首氣勢磅礴的廣告歌也令人難忘。

然而在今天，要是主管說出這種話，大概會被部下投訴職場霸凌吧。就算沒有被投訴，應該也會遭到部下的白眼與質疑：「有必要為公司這麼鞠躬盡瘁嗎？」然而在當時，人人都把「奮戰二十四小時」視為一種正向訊息，甚至認為睡覺是一件浪費時間的事。

隨著時代的進步，透過科學研究，人們漸漸明白睡眠的重要性，以及睡眠不足帶來的風險。史丹佛大學的研究團隊提出「睡眠負債」（Sleep debt）的概念，敲響了警鐘，指出睡眠不足就像債務一般，會慢慢累積；而NHK也曾在2017年播出專題報導「危險的睡眠負債」，獲得廣大迴響[1]。

如今大家都知道，愈是成功的商務人士，就愈重視睡眠。

話說回來，儘管我們都知道睡眠有多重要，很多時候卻無法好好睡上一覺。睡得著的時候，什麼都不用想，就能自然入眠；問題是睡不著的時候，無論做什麼都沒有用。擔心失眠也會形成一種壓力，導致更睡不著。

　　如果你已經連續多日失眠，甚至影響健康狀況，建議你儘速就醫，請醫生開立安眠藥，但假如你失眠的情況沒有那麼嚴重，只是想改善睡眠品質，那麼或許可以借助香氣的功效。

　　開場白有點太長了，在這一章裡，我將介紹「探討香氣如何影響睡眠」的各項研究。

有助眠功效的香檸檬

　　與睡眠相關的煩惱可謂五花八門：有些人睡到半夜就自己醒來，導致睡眠時間太短；有些人太忙碌，一天裡能分給睡眠的時間太少，因此想提升睡眠品質；有些人的睡眠時間相當充足，卻總覺得疲勞絲毫沒有消除；有些人都已經躺在床上了，卻難以入眠。

　　每一種煩惱的原因和解決方法都不同，因此接下來我會針對不

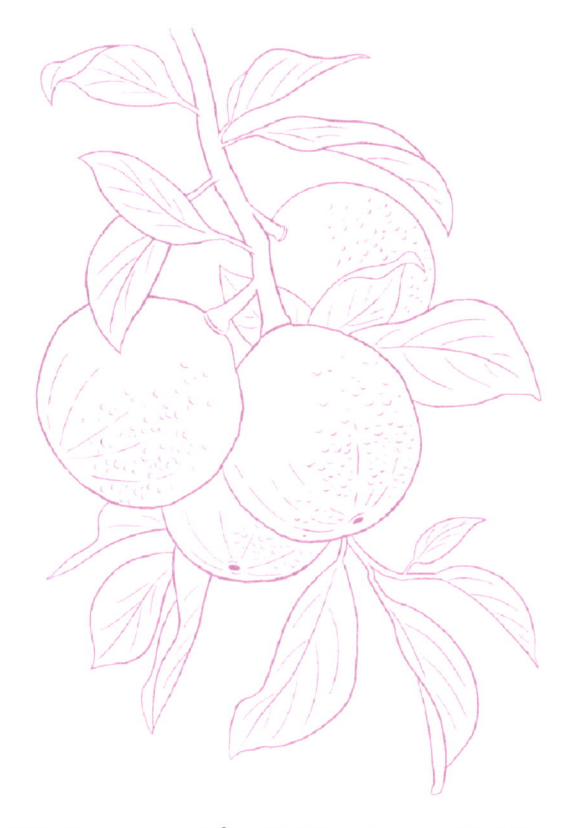

圖2-1　香檸檬（Bergamot）[2]／芸香科的灌木。不適合生食，主要為萃取精油而栽培。

[2] 編注：Bergamot 的正確中文譯名應為「香檸檬」，果實為黃綠色、表面凹凸不平的圓球體。然而，在芳療領域或精油專門店中，常將其譯為「佛手柑」，但此名稱實際上指的是另一種果實形態如手指狀的植物（佛手，Citrus medica var. sarcodactylis），容易引起混淆。本書為維持譯名的準確性，統一使用「香檸檬」作為 bergamot 的中文名稱。

同的煩惱，介紹適合的香氣。

首先，我要告訴為失眠所困擾的人一個好消息：福岡大學的研究團隊在2021年發表了一份研究報告，他們以小鼠進行實驗[*2]，證實香檸檬的香氣可以加速入眠，並將睡眠時間延長45％。

如圖2-1所示，香檸檬是芸香科柑橘屬的植物，主要產地為義大利。果實大小如橘子，但頭比較尖一點，成熟後會由綠色轉為黃色；果皮凹凸不平，與其說像橘子，不如說更像香橙。

即使是對精油不感興趣的人，在生活中應該也聞過香檸檬的香氣，因為大家熟知的伯爵茶，就是用香檸檬來提香的。

與葡萄柚等其他柑橘屬植物相比，香檸檬的氣味較輕柔香甜。

葡萄柚酸澀清爽的氣味，來自一種名叫「檸檬烯」（Limonene）的物質，在甜橙、香橙、檸檬等植物精油的成分中，檸檬烯就占了70％以上。儘管同為柑橘屬，香檸檬裡的檸檬烯只占30～40％，此外，香檸檬也含有與薰衣草主要成分相同的乙酸芳樟酯與芳樟醇，也就是說，香檸檬結合了清爽的柑橘香與甜美的花香，形成一

種獨特的香氣。

在上述實驗中,研究團隊也一併測試了薰衣草香氣的效果。自古以來,人們就經常利用薰衣草來幫助入眠,詳細介紹留待後述,總之目前已有許多研究探討薰衣草香氣與睡眠的關係,因此研究團隊選擇薰衣草來與香檸檬對照。

在圖2-2中,減少率愈高,代表入睡所需時間(Sleep onset latency)愈短。實驗結果顯示,香檸檬的香氣可以大幅縮短入睡所

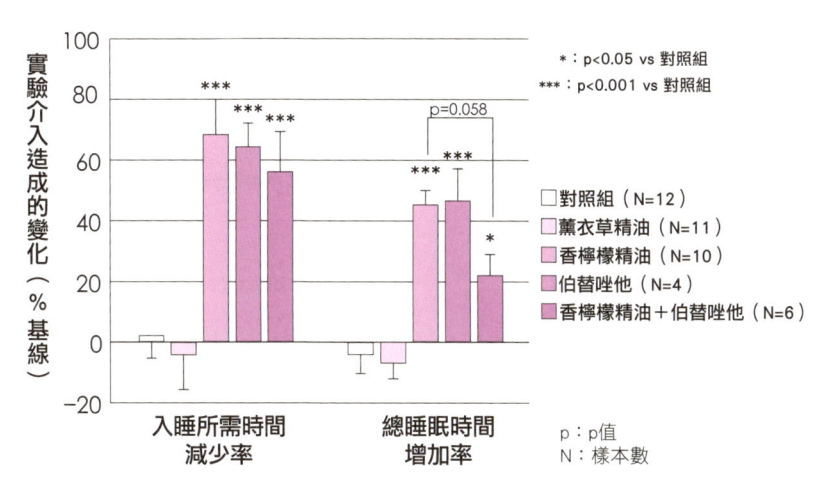

圖2-2 嗅吸薰衣草與香檸檬精油及投予伯替唑他對小鼠睡眠狀況的影響。

需時間,但薰衣草的香氣則沒有帶來明顯的變化。

　　小鼠與人類當然有許多不同的地方,但用小鼠進行實驗的好處,就是可以排除其他影響因素,更聚焦於香氣的功效。薰衣草和香檸檬的實驗結果出現這樣的差異,相當耐人尋味。

　　圖中位於香檸檬右側的「伯替唑他」(Brotizolam)是一種用來治療失眠症的藥物,可以減緩緊張與焦慮,幫助入眠。對小鼠投予伯替唑他後,小鼠的入睡所需時間也減少了,不過效果跟香檸檬幾乎相同。將伯替唑他與香檸檬併用時(圖中最右邊的長條柱),雖然也有效果,但卻比單獨使用兩者時要來得低。

　　假使入睡所需時間變短,相對地卻比較快醒來,一樣無法獲得充足的睡眠,而根據圖表右側的數據,可知香檸檬也具有增加總睡眠時間的效果。

　　平時難以入眠的人,或許可以試試香檸檬,例如用擴香機讓臥室裡充滿香氣,或是在手帕或毛巾上滴少許香檸檬精油,擺在枕頭旁;如果你習慣在睡前沐浴,則可以試著在泡澡水裡加幾滴香檸檬精油。

薰衣草香為什麼能助眠？

2021年，韓國學者發表了一篇探討「香氣在解決睡眠問題上的效果」的系統性文獻回顧（Systematic review）研究報告[*3]。

系統性文獻回顧是一種不親自動手做實驗的研究方法。不自己做實驗，要怎麼進行研究呢？答案是：研究者必須收集過去各種文獻中的實驗結果，考慮實驗條件等因素，進行統整與分析。即使各單一研究的樣本數都不多，但藉由分析多項研究的成果，便能獲得可信度更高的結論。

該研究團隊解析了三十四篇可信的論文，歸納出結論：嗅吸精油香氣確實有助於改善睡眠品質。

這三十四篇論文的受試者背景不一，包括住在老人院的老人、血液透析病人、護理師、職業婦女、大學生、地下鐵站務員，以及有睡眠障礙與焦慮症的病人等等。每一篇研究的受試者，睡眠狀況都因為嗅吸香氣而有所改善。

關於各研究使用的香氣，有九篇單獨使用薰衣草，十七篇使

用薰衣草混合另外一至兩種精油（甜橙、玫瑰木、伊蘭伊蘭、香檸檬、橙花、洋甘菊、甜馬鬱蘭），此外還有葡萄柚、洋甘菊、檸檬、芬多精（樹木散發出的化學物質）等等。

學者認為進一步的分析結果顯示：混合香氣的效果並不如單一香氣。

幾乎所有研究都使用了薰衣草，應是如同第一章所介紹的，薰衣草的香氣具有緩解壓力和焦慮的功效，同時也有鎮靜作用。

所謂的鎮靜作用，就是抑制神經系統過度活化造成的焦躁、興奮或緊張，說得白話一點，就是讓心情穩定下來。

一般認為，薰衣草能活化副交感神經，發揮鎮靜作用。交感神經活化時，心跳次數會增加，血管會收縮，血壓也會上升，使得血液循環變快，讓身體處於隨時能採取行動的狀態。在此同時，腸胃的蠕動會減緩，免疫功能會下降，也就是把消化吸收、抵抗體內敵人等工作延後，因為當務之急是應付眼前的危機。

交感神經活化，會對身體造成負擔，如果身體一直處於興奮

狀態，血管和心臟都會不堪負荷，只有在副交感神經活化的睡眠期間，身體才能好好休息。假如因為過勞而導致睡眠時間不足，心臟就會承受極大的負擔，甚至可能導致腦中風、心肌梗塞等死亡率較高的疾病。透過睡眠讓副交感神經活化，讓身體獲得適當的休息，是非常重要的。

一般而言，入夜之後，交感神經的活動就會慢慢減緩，由副交感神經占優勢。然而，假如我們作息不規律或長期面對巨大的壓力，這個平衡狀態就會瓦解，就算到了睡覺時間，副交感神經也不會活化。

活化副交感神經的方法有很多，首先，請避免在睡前從事讓大腦過度興奮的活動，以防止交感神經的開關被開啟。例如，不要到睡覺前一刻都還在工作、玩手機遊戲，或持續觀看會刺激視覺和聽覺的影像，比較理想的方式，是悠閒自在地度過睡前時光。

除此之外，也可以試著運用香氣的功效。

目前已經有許多研究證實薰衣草的香氣能活化副交感神經，相信可以幫助因為過度興奮而睡不著的人。睡前使用含有薰衣草精油

的身體乳按摩，便可以在睡夢中持續被薰衣草香氣包圍，另外也有些精油可以直接噴灑在枕頭上。

可活化副交感神經的成分是芳樟醇和乙酸芳樟酯，除了薰衣草之外，玫瑰木精油中也有80～99％是芳樟醇。含有上述兩種成分的精油，包括芫荽、伊蘭伊蘭、真正薰衣草、超級醒目薰衣草、苦橙葉、快樂鼠尾草等。

根據不同的睡眠問題，挑選適合的香氣

既然有可以活化副交感神經的香氣，當然也有可以活化交感神經的香氣，像葡萄柚等柑橘屬植物的香氣，就能活化交感神經。不過，研究也證實了葡萄柚同時具有放鬆心情、抗壓、改善睡眠狀況的效果。

葡萄柚清新淡雅的香氣可以提神醒腦，令人心曠神怡，又能平復低落的心情、減輕焦慮。因此，當我們心煩意亂或面臨重大事件而夜不成眠時，除了鎮定身心之外，利用葡萄柚的香氣重振精神，或許也有所助益。

每個人都可以輕鬆嘗試不同的香氣，請依照自己的睡眠問題及喜好，挑選出最適合自己的香氣。儘管香氣的功效已獲得科學研究佐證，但若是聞到自己不喜歡的味道，勢必無法放鬆，也無法改善睡眠問題吧。

　　相反地，無論自己多麼喜歡某種香味，假如它的功效跟自己的需求相反，當然也不可能獲得預期的成果。

　　我有個朋友非常喜歡檸檬香茅（又稱檸檬草）的香氣，他聽說香氣可以改善睡眠問題，於是便試著讓檸檬香茅的香氣伴著自己入眠，孰料他的睡眠問題絲毫沒有獲得改善，這就是因為檸檬香茅的香氣能夠活化交感神經的關係。

　　之後在第四章也會詳細說明，當我們想提振精神、集中注意力時，檸檬香茅確實可以幫上忙。如果我的朋友是因為情緒低落而睡不著，那麼利用檸檬香茅來活化交感神經，轉換一下心情，說不定就能幫助他入眠。然而我這位朋友真正需要的，想必是可以活化副交感神經的香氣吧。

　　光是擁有「在睡前嗅吸香氣，就能幫助入睡」這個知識是不夠

的，我們還必須掌握每一種香氣的功效，才有辦法選擇最適合自己的香氣。

至於早上總是爬不起來的人，可以在剛起床的時候聞一聞能刺激交感神經的香氣，相信就能神清氣爽地展開一天的活動。

總結

❖ 可幫助入眠的香氣
香檸檬。

❖ 可改善睡眠問題的香氣
活化副交感神經：
薰衣草、玫瑰木、芫荽、伊蘭伊蘭、真正薰衣草、超級醒目薰衣草、苦橙葉、快樂鼠尾草。
活化交感神經：
葡萄柚。

注

＊1 西野精治《史丹佛式　最棒的睡眠》（スタンフォード式 最高の睡眠），Sunmark出版，2017

＊2 Yusuke Murata, "Beneficial effects of fragrance in essential oils on hippocampus and sleep." *Journal of Japan Association on Odor Environment*, 2021, 52(2), 118-124

＊3 Cheong MJ. et. al., "A systematic literature review and meta-analysis of the clinical effects of aroma inhalation therapy on sleep problems." *Medicine (Baltimore)*, 2021, Mar 5; 100(9):e24652

專欄②挑選優質精油的訣竅

　　市面上許多商品的說明，經常會出現「100%天然植物萃取，溫和不傷肌膚」等字句，然而，只要是同一種化合物，無論是從植物萃取，或是以石油合成，其實性質都相同。

　　例如前面多次提到的薰衣草主要成分之一芳樟醇，可以從植物萃取，也可以用乙炔（Acetylene）和丙酮（Acetone）合成。丙酮是一種有機溶劑，常用於製作去光水。

　　各位是否還記得國中化學教過的化學反應式呢？世界上所有的物質都是由原子組成，一旦排列方式改變，或原子的種類不同，就會形成另一種物質。當溫度升高或與特定物質混合，原子的排列方式就會產生變化，而研究這種變化，並加以應用的學問，就是「化學」。我們身處的現代非常方便，透過化學，可以製造出新物質，也能合成出自然界稀有的物質，隨心所欲地運用。因此，若只是因為看到「化學」或「合成」等字眼就覺得反感，是相當可惜的。

　　不過，難道天然香料與合成香料完全沒有差異嗎？倒也不是。從薰衣草萃取的芳樟醇與人工合成的芳樟醇雖是相同的物質，但如圖1-4所示，薰衣草精油所含的成分並非只有芳樟醇，還包括了乙酸芳樟酯等諸多成分。

　　將人工合成的芳樟醇與乙酸芳樟酯加以結合，就能製造出與

薰衣草幾乎一模一樣的香氣，但是其功效是否等同於天然薰衣草精油，則不得而知。這是因為，目前科學尚未驗證薰衣草精油所含的其他成分具有哪些功效，或許有些功效是這些成分在特定排列組合之下產生的。

因此，使用精油進行實驗得到的結果，不一定能透過合成香料重現。各位可以發現芳香療法的教科書上，一定會叮嚀「請使用100%天然精油」，這正是因為合成香料與天然精油的成分有所差異的緣故。有些人工香料的香氣與天然植物精油極為相似，但成分卻截然不同。

需要注意的是，即使是萃取自純天然植物的精油，也不見得百分之百安全。

植物在體內製造各種化學物質，是為了保護自己。由於植物無法離開自己生長的地點，所以它們會在體內合成許多化學物質，藉此躲避動物、昆蟲等天敵，處理光合作用產生的活性氧，或是吸引能幫助自己繁衍的昆蟲、鳥類及動物，而其中某些化學物質，對人類也是有害的。

此外，植物是生物，每一株個體的成分都有些微的差異，產地和栽培方法的不同，更是會影響成分。

美國和歐洲皆已制定精油的品質認證標準，然而在日本，由於精油被歸類為「雜貨」，因此沒有類似的標準。市面上販售的產

品，就算名稱標示為「精油」，也可能不是100％純天然的精油。日本芳香療法學會制定了精油純度認證標準，對提升精油品質有莫大的貢獻。

　　想要選擇品質無虞的精油，最簡單的方法，就是確認該產品是否符合認證標準。其次，若製造商有公布精油的成分分析表，即使沒有獲得認證，也是比較值得信賴的產品。

　　近年針對藥用植物的研究愈來愈多，我們已經知道植物的哪些成分具有藥效，並能以人工方式合成。同樣地，只要針對植物香氣的研究持續發展，未來香氣的應用方法或許也會有所不同。

03
CHAPTER

緩解焦慮和憂鬱的香氣

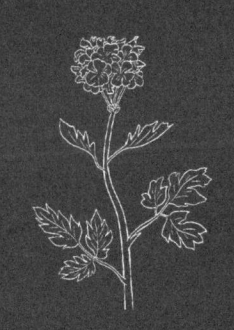

焦慮是如何產生的？

在面對不明或無法掌控的狀況時，每個人或多或少都會感到不安。有些人會覺得這種狀況很刺激、很好玩，但大多數的人都會心神不寧，或是變得憂鬱，想要逃離現狀，這就是所謂的焦慮。

在我們的生活中，焦慮是一種無可避免的情緒，同時也是一種重要的訊號。倘若有人對任何事情都不會感到焦慮，那麼他很可能會因為太接近危險而吃苦頭，或是做出對自己不利的舉動。

然而，一旦焦慮過於強烈，有時會導致我們無法採取必要的行動；若是長期處於焦慮狀態，將會身心俱疲。

在這一章裡，我將介紹能夠緩和焦慮情緒的植物香氣，不過為了讓各位正確地理解這些植物的功效，我想先說明焦慮的情緒究竟來自人體的哪個部位。

其實不只是焦慮，人類的各種基本情緒，都來自於大腦。這並不是在說「人的心在大腦裡」，更具體的意思是：情緒是一種生理反應，當某種能產生情緒的物質在體內生成，再被釋放至大腦，我

們就會感受到憤怒、恐懼、喜悅、焦慮或悲傷等情緒。

前面曾經提到，大腦裡的資訊，是由一種帶著長長天線的神經細胞傳遞的，而負責調節資訊傳遞的，就是「神經傳導物質」（Neurotransmitter）。神經傳導物質有許多種類，當神經傳導物質被釋放至大腦的特定部位，資訊就會增強或減弱。

神經傳導物質是一種微小的分子，正如香氣分子與嗅覺受器結合，便能傳遞資訊一般，神經傳導物質也會與神經細胞上的受器結合，傳遞資訊。例如，多巴胺（Dopamine）就是一種影響動機、樂趣的神經傳導物質，血清素（Serotonin）可以穩定情緒，乙醯膽鹼（Acetylcholine）可以增加記憶力，GABA（γ-aminobutyric acid）可以抑制神經系統的過度興奮，正腎上腺素（Noradrenaline）則與恐懼和憤怒等情緒密不可分。

人類的大腦，會根據來自外界的資訊，或是因為受到外界資訊刺激而想起的記憶來製造情緒。情緒除了讓我們的人生變得豐富，更是大腦為了存活而發出的訊號，因此對人體具有莫大的影響。當我們有強烈的動機或感到樂趣時，身體也會變得比較靈活自在；相反地，焦慮的情緒則會抑制人體的活動力，一旦接近焦慮的來源，

身體就會產生強烈的不適,幫助我們避開危險。

面臨極度糟糕的狀況時,自然會感到焦慮,此時最重要的是聽從大腦發出的警告,遠離造成焦慮的原因。可是在現代社會裡,有不少情境反而要控制焦慮的情緒、冷靜以對為佳。

例如在重要的考試或面試之前,我們必然會擔心萬一失敗了怎麼辦,然而倘若一直受控於焦慮,導致無法集中精神,失敗的機率反而會提高。在這種時候,減輕焦慮的方法有很多種,其中之一就是善加利用植物的香氣。

接下來,我將介紹幾種目前已知具有「抗焦慮作用」的香氣。

能減輕焦慮的薰衣草香氣

在具有抗焦慮作用的香氣當中,最廣為人知的,就是前面多次提到的薰衣草,目前已有許多研究證實薰衣草具有抗焦慮的功效。

日本國立環境研究所的梅津豐司博士利用小鼠進行實驗,證實了薰衣草和玫瑰香氣具有抗焦慮作用[*1]。實驗中採用了許多在芳香

療法領域中被視為具有抗焦慮功效的植物精油，但其中伊蘭伊蘭和香檸檬的抗焦慮作用，在本實驗中並未獲得證實。造成此結果的可能原因有很多，也許是小鼠和人類之間的差異所導致，也許是因為實驗方法不同的緣故，而究竟何者正確，目前還沒有定論。不過，即使是自古傳承至今的觀念，也可能被長期累積的科學證據推翻，只要持續進行研究，相信未來一定能更有效地運用植物的香氣。

鹿兒島大學透過小鼠的行為實驗，仔細檢驗了香氣減緩焦慮的效果。這份在2018年發表的研究報告[*2]指出，薰衣草的主要成分芳樟醇，與治療焦慮症的藥物具有同等的抗焦慮效果。

焦慮症是一種心理疾病，病人焦慮的程度會嚴重到足以影響生活起居，或是在沒必要焦慮的狀況下也頻繁地感到焦慮。「苯二氮平」（Benzodiazepine）是治療焦慮症的藥物之一，它能活化腦內與GABA（一種可以抑制神經細胞過度興奮的神經傳導物質）結合的受器，當此受器活化，神經細胞就會趨於穩定。近年市面上陸續出現含有GABA的零食或營養補充品，各位讀者或許對這個名詞並不陌生。

「芳樟醇的功效等同於抗焦慮藥物」這個研究結果，實在非常

有意思。不過相較於藥物,以香氣治療焦慮比較慢見效,且效果無法持久,萬一真的生病了,還是必須就醫,請醫師開立治療焦慮症的藥物,不能只倚賴香氣。

除了薰衣草,玫瑰木、橙花、香檸檬等植物也富含芳樟醇。

利用香氣減輕候診時的焦慮

既然香氣可以減緩焦慮,想必就能應用在生活中的各種場景。

2020年,日本齒科大學新潟短期大學的研究團隊發表了一份以牙科候診室為主題的研究報告[3]。

世上應該鮮少有人熱愛看牙醫吧。絕大部分的人一踏進牙科診所,鑽牙的痛、塗藥的酸⋯⋯種種痛苦的記憶就會湧上心頭,只能抱著緊張的心情坐在候診室,思忖著今天不知道又要面對什麼樣的治療。雪上加霜的是,候診的時候,耳邊還會不時傳來其他病人的鑽牙聲。

研究團隊擔心,在焦慮和緊張的影響下,有些必須接受牙科治

療的病人會逃避就醫,於是他們著手研究香氣究竟能不能減輕焦慮和壓力。

研究團隊在大學裡的牙科診療室放置屏風,隔出一個空間作為候診室,而不是在真的牙科診所進行實驗。參加實驗的受試者是十六名大學生,研究團隊把受試者分為兩組,其中一組在充滿薰衣草精油香氣的環境裡等候,另一組則是在沒有氣味的環境裡等候。前者除了候診室之外,屏風後的診療室空間也聞得到香氣。

經過十分鐘後,受試者進入診療室,接受兩分鐘的全口超音波洗牙。儘管沒有像治療蛀牙般的疼痛,但超音波洗牙是一種利用鉤狀工具清除牙結石的方法,因此也會形成相當程度的壓力。

洗牙結束後,受試者便回到候診室,靜候十分鐘。

研究團隊使用POMS2(Profile of Mood States 2nd Edition,情緒狀態量表)測量受試者在洗牙前後的心情變化,結果發現:無臭組的受試者,心情在洗牙前後並沒有明顯的變化,但薰衣草香氣組受試者的「憤怒(Anger)—敵意(Hostility)」、「疲勞(Fatigue)—無力(Inertia)」、「緊張(Tension)—焦慮(Anxiety)」數值皆降

低了。此外，根據實驗結束後針對薰衣草香氣組做的問卷調查，八名受試者中，有七名回答「洗牙時心情很放鬆」，回答「無法放鬆」的只有一名。心情能夠輕鬆的原因，則包括：「薰衣草精油的香味讓我想睡覺」、「可以把注意力從洗牙移開，集中在香味上」、「這種香味不會讓人聯想到牙科診所」等。

這個研究的樣本數不多，卻為香氣的應用開創了新的可能性。

不只是醫療院所，現在許多店家、旅館和公司，也會利用香氣來招攬顧客。在各種科學研究的佐證下，相信未來香氣的應用範圍將會愈來愈廣，店家是想讓顧客放鬆？還是想讓顧客振奮？只要依照目的來挑選香氣，必定能獲得更佳的效果。

香氣可以預防憂鬱症嗎？

情緒是一種對生存而言極為重要的訊號，很難用理智克制。

正如自律神經失調一般，當我們壓力過大、過度疲勞、睡眠不足或生病，導致大腦出狀況，情緒便可能失控。上述狀況造成的疾病之一，就是憂鬱症。憂鬱症患者會感到強烈的焦慮或悲傷，喪失

生活的動力和樂趣，連工作等日常活動都無法進行。在憂鬱症的治療中，通常會投予增加腦內神經傳導物質血清素的藥物。

當一個人罹患憂鬱症，就會陷入極嚴重的情緒低落或焦慮，無法正常生活，對任何事情都提不起興趣，飲食和睡眠也會變得沒有規律。這並不是當事人的意志力或個性出問題，而是因為腦內神經傳導物質出現異常的關係。

神經傳導物質帶來的影響遍布全身，已經完全不是單靠意志力就能解決的程度，有時還會出現全身無力、無法動彈等身體症狀。

在治療憂鬱症的時候，醫師會依照病人的症狀開立各種抗憂鬱劑，大部分的抗憂鬱劑，都具有調節腦內神經傳導物質的作用。

我們都知道，當一個人長期面對慢性壓力和焦慮，罹患憂鬱症的機率就會增加，因此具有抗壓、抗焦慮效果的薰衣草香氣，說不定可以預防憂鬱症。然而，薰衣草是否對憂鬱症患者有效，則有待日後的研究證實。

本書的主題雖是香氣，不過我想先介紹一個並非針對薰衣草

「香氣」的有趣研究。

靜岡縣立大學的研究團隊在2012年發表了一份研究報告[*4]，該研究團隊讓實驗大鼠飲用薰衣草的水溶性萃取物，以進行實驗。

大鼠是常見的實驗動物中體型較大的老鼠，體長可能超過20公分，而另一種常在實驗中使用的小鼠，體長則大約5～10公分（兩者的尾巴都比體長還要長）。體型較小的小鼠比大鼠容易進行基因改造，因此在需要基因改造的實驗中，使用小鼠比較方便。相對地，大鼠的體型較大，較適合用於觀察體內組織和行為模式。

在利用大鼠進行的憂鬱症相關研究中，經常採用「強迫游泳試驗」（Forced swim test）：將大鼠放進一個裝滿水、有一定高度的容器，大鼠便會拚命游泳，設法爬出容器，或潛入水中尋找出口。大鼠發現怎麼也找不到出口之後，便會放棄掙扎，只花最小的力氣，維持讓頭部浮出水面的狀態，這種狀態稱為「靜止不動」（Immobility）。進行抗憂鬱治療後，大鼠靜止不動的時間就會縮短，因此這個實驗很適合用於驗證抗憂鬱劑的效果。

研究團隊讓一組大鼠喝下薰衣草水溶性萃取物，另一組大鼠服

用抗憂鬱劑，分別進行五分鐘的強迫游泳試驗，統計兩者靜止不動的時間。實驗結果顯示，喝下薰衣草水溶性萃取物的大鼠，與服用抗憂鬱劑的大鼠一樣，靜止不動的時間都縮短了。

水溶性萃取物指的是薰衣草中可溶於水的成分，而精油是植物中可溶於油的成分，因此兩者截然不同。

薰衣草茶是廣受人們喜愛的飲品，而這個研究也暗示了薰衣草茶成分的功效：在上述實驗中，研究團隊是將乾燥的薰衣草放入九十度的蒸餾水中，萃取出水溶性成分，同樣地，我們在沖泡薰衣草茶的時候，水溶性成分也會溶入茶水中。差別在於，實驗中花一個小時進行萃取，因此分量及效果應該皆與花草茶不同。

在這個實驗中，研究團隊為了確實找出有效成分，刻意剔除芳香物質，然而當我們飲用薰衣草茶時，則是分別透過鼻子和消化系統吸收芳香物質（精油所含的成分）與水溶性成分，如此一來，或許就能獲得單純嗅吸香氣以外的效果。

香檸檬精油也能減輕焦慮

前面介紹了許多薰衣草的功效,事實上,也有一些關於香檸檬功效的研究報告。

香檸檬是一種柑橘屬植物,擁有如花朵一般甜美的香氣。目前已有各種研究證實香檸檬精油會影響大腦的活動,我在第一章也曾提到香檸檬可以減輕壓力,在第二章提到香檸檬香氣有助眠功效。

義大利的研究團隊在2017年發表的論文[5]中指出,香檸檬精油可以緩解大鼠的焦慮行為,不過該實驗的做法是將精油注射至大鼠的腹腔,而非讓大鼠嗅吸香氣。

研究團隊將大鼠分成兩組,一組注射以荷荷芭油(在芳香療法中經常用於稀釋精油的植物油,不含芳香物質)稀釋的香檸檬精油,另一組注射荷荷芭油,再利用「高架十字迷宮」(Elevated plus maze)測定兩組大鼠的焦慮行為。高架十字迷宮是一個架高的十字通道,其中兩條路是沒有圍牆的開放臂區,另外兩條路是有圍牆保護的封閉臂區。大鼠跟人類一樣會害怕高處,因此會盡量避免走沒有圍牆的開放臂區。

一般的大鼠好奇心旺盛，當牠們漸漸習慣後，便會走向開放臂區探索，然而比較焦慮的大鼠，則會停在有圍牆的封閉臂區，研究人員就是透過這種行為上的差異，來測定大鼠的焦慮程度。另外，大鼠一感到焦慮，就會頻繁地理毛，因此理毛的動作也是判定大鼠是否焦慮的指標。

　　實驗結果顯示，相較於荷荷芭油組，香檸檬精油組的大鼠理毛次數大幅減少，也不太會站立或攀附圍牆，就算把大鼠放在沒有圍牆的開放臂區，牠們也很冷靜，不會想要脫逃。

　　該研究針對抗憂鬱劑與香檸檬精油進行比較，證實香檸檬精油具有媲美抗憂鬱劑的功效，以及抗憂鬱劑所沒有的優點。

　　目前已有許多探討將精油作為藥物使用的研究，但人類直接飲用精油的安全性和有效性，則尚未獲得確認，請各位切莫擅自飲用精油。相信世界上應該不會有人想服用還在動物實驗階段的藥物吧？然而有些人似乎認為，精油是來自植物的天然成分，所以能安心服用。正如第二章的專欄所述，無論是天然或是合成、無論是否萃取自植物，組成精油成分的分子都是相同的。就算是從植物萃取而來的物質，也可能有危險，尤其精油是將香氣分子濃縮而成的液

體，倘若任意飲用，說不定會對人體造成意想不到的危害。

精油到底能不能飲用，需要等更多研究結果出爐才能判斷，現在我們還是多多靈活運用精油香氣的功效為佳。

總結

❖ **有助於緩解焦慮的香氣**
　薰衣草、香檸檬。

注

＊1　Toyoshi Umezu, "Pharmacological effects of plant-derived essential oils on the Central Nervous System." *Aroma Research*, 2001, 2(5), 16-22

＊2　Hideki Kashiwadani, "Central nervous system underlying linalool odor-induced anxiolytic effect." *Journal of Japan Association on Odor Environment*, 2018, 52(2), 112-117

＊3　Seika Morota et. al., "Stress relieving effect of lavender (Lavandula angustifolia ssp. angustifolia) essential oil. --Medical aromatherapy for stress relief during dental treatment." *Journal of Nippon Oral Health Sciences*, 2020, 10(1), 58-65

＊4　Kageyama A. et. al., "Antidepressant-like effects of an aqueous extract of lavender (Lavandula angustifolia Mill.) in rats." *Food Science and Technology Research*, 2012, 18, Issue 3, 473-479

＊5　Rombolà L. et. al., "Bergamot essential oil attenuates anxiety-like behaviour in rats." *Molecules*, 2017, 22(4), 614

專欄③芳香物質的經皮吸收

本書以香氣為主題,介紹植物對人類身心帶來的影響,不過在芳香療法領域中,可以應用的並不只是植物的「香氣」。由植物萃取的精油,除了從鼻子吸入之外,還有其他攝取方式。

例如,把精油和按摩油混合後,塗抹在皮膚上,就可以由皮膚吸收精油的成分。

在討論精油的經皮吸收時,我希望各位記得一件事:並不是所有成分都能從皮膚吸收。皮膚是一道隔絕外界與體內的絕佳防護屏障,皮膚存在的目的,就是防止外界的異物入侵,保護我們的身體。只要皮膚健康,就連病毒和細菌都無法穿透,人類幾乎不會單純因為皮膚接觸到病原體就感染疾病。在新冠疫情高峰期間,之所以呼籲社會大眾確實做好手部消毒工作,其實並不是防止病毒從雙手皮膚進入身體,而是防止附著在手部的病毒隨著食物等進入體內。從口部到肛門,對人類來說其實都屬於「體外」(各位可以想像:竹輪中間的空洞,並不是竹輪的「內部」,而是充滿了空氣),假如病毒只是從這條通道經過,並不會對人體造成任何危害,然而喉嚨、內臟的屏障,也就是黏膜,並不像皮膚一般嚴格阻擋各種物質通過(否則人體就無法吸收營養了),因此病毒通常都是從黏膜進入體內。

上述狀況的前提是「健康的皮膚」，倘若皮膚上有傷口，病原體就會從傷口進入體內。如果皮膚太乾，有一些肉眼看不見的細小傷痕，防禦功能也會降低。

而即使是健康的皮膚，依然可以讓比病毒還小的香氣分子通過。光靠「比病毒還小」這句話，各位可能還是無法想像，那這麼說吧：如果將病毒比喻為一輛用許多零件組成的汽車，那麼香氣分子就相當於其中一個零件。以分子量而言，病毒約有數百到數千萬個分子，但精油的香氣分子只有大約一百到三百個分子。只是用車輛和零件來比喻，或許還不夠精確呢。

精油的成分不但分子量小，同時具有不溶於水但溶於油的「脂溶性」特質。人體是由無數個細胞組成的，細胞與細胞之間有細胞膜作為區隔，而細胞膜的成分正是脂肪，因此脂溶性分子可以穿透細胞膜。

一般認為，從皮膚進入體內的精油成分，可以滲進皮膚底層，再溶解至微血管中，流遍全身。

事實上，從鼻腔進入人體的香氣分子，也不只是推倒神經傳導的第一張骨牌而已。香氣分子會從鼻腔進入喉嚨，再沿著氣管到達肺部，最後進入肺泡的微血管，再被人體吸收。

香氣透過鼻腔的嗅覺受器傳達至大腦的速度非常快，相對地，若是人體直接吸收，則必須花上一點時間，才會慢慢見效。

在按摩時使用精油，可以同時享受香氣分子刺激神經的效果，以及由人體直接吸收精油成分的效果。此外，按摩本身也具有放鬆身心的功效。

　　芳香療法中經常使用精油進行按摩，其成效無論是在臨床應用或學術研究上，皆已獲得證實。不過，想要仔細確認哪種成分具有哪些功效，卻不太容易，因為變數太多，而且各種成分之間很可能有相乘作用。

　　目前部分歐洲國家已認可精油為醫藥品，例如在法國，「飲用」精油就是一種醫療行為。人體本來就會吸收從嘴巴攝取的物質，因此相較於經皮吸收，飲用精油的效果更佳。不過，我們同時也必須考慮飲用精油對消化器官黏膜的刺激以及對肝臟的影響，目前已有因為飲用精油而出現嚴重副作用、甚至死亡的案例。

　　請各位切勿因為法國已經許可飲用精油，就單憑自己的判斷隨意仿效。

04

CHAPTER

活化大腦的香氣

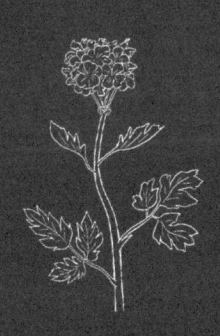

森林浴為什麼可以提神醒腦？

在森林裡恣意漫步,享受森林浴,對身心健康有正面的影響。遠離都會的喧囂,在寧靜的森林裡度過的時光,可以讓我們暫時告別壓力來源,轉換心情,讓情緒穩定下來。此外,散步可以促進血液循環,更有研究報告指出,在森林裡散步之後,大腦運作的效率會提升。

在森林中漫步時,我們的感官會接收到各種刺激,包括映入眼簾的盎然綠意,皮膚感受到的溫暖陽光,耳朵聽見的清脆鳥囀,以及雙腳踏在大地的觸感等等。除此之外,森林裡還瀰漫著某種獨特的香味——那就是樹木散發出的芳香物質。

樹木散發的芳香物質,一般統稱為「芬多精」(Phytoncide)。

芬多精大多具有防止細菌、昆蟲入侵的功效,是植物為了自我防衛而產生的物質,我們也可以利用芬多精的這種功效來抗菌、防蟲。

樟樹的芬多精稱為樟腦,常用於製造防蟲劑;櫻花樹、柏樹的

樹葉具有抗菌效果，因此被用來製作日本傳統甜點櫻餅、柏餅。有些壽司店的壽司會放在小木檯上端給客人，這種木檯通常以檜木製作，因為檜木的芬多精也具有抗菌效果。

芬多精對大腦又會帶來什麼影響呢？我們的研究團隊詳細地研究了檜木和杉木所含的芳香物質。

首先我們分析了兩者的成分，結果發現，無論是檜木或杉木，都含有50％以上的萜品烯-4-醇。兩者最大的不同，就是檜木含有大量能活化交感神經的樟腦。

不過，檢測受試者嗅吸兩種香氣後的唾液中皮質醇含量，我們發現只有檜木香氣具有減輕壓力的效果。

接著，我們利用一種名叫「NIRS」的儀器，來測量受試者嗅吸兩種香氣時大腦的活動狀況。

此儀器的正式名稱為「近紅外光腦光譜儀」（Near-infrared spectroscopy），它是一種如頭盔般戴在頭上的儀器，可以測得大腦血管中紅血球內與氧氣結合後的血紅素濃度。

細胞活動時需要氧氣，因此我們可以判斷，與氧氣結合的血紅素濃度較高的位置，就是大腦比較活躍的部分。

　　除了上述方法之外，同樣能即時檢測大腦活動狀況的方法，還包括fMRI（功能性磁振造影）以及PET（正子斷層造影），不過這兩者都是受試者必須躺臥在裡面的大型機器，且需要檢測費。相對地，NIRS則是在研究室就能輕鬆進行檢測，對受試者造成的心理負擔較小，可以在受試者最自然的狀態下測量，因此可說非常適合香氣相關的研究。

　　回到正題，我們利用NIRS檢測受試者大腦的血流量，發現檜木香氣可以抑制前額葉的活動，而杉木香氣可以活化前額葉。

　　大腦前額葉位在額頭附近，掌管思考、判斷、慾望，是我們擬定計畫、進行邏輯思考時所需的區塊。此外，工作記憶（working memory）也是前額葉的職掌之一。同樣是芬多精，檜木和杉木對前額葉的影響恰恰相反。

　　可以抑制前額葉活動的檜木香氣，能夠鎮定過度興奮的大腦，具有放鬆身心的效果。

檜木香氣在日本人的生活中隨處可見，最具代表性的就是以檜木製作的泡澡桶，只是檜木價值不菲，一般人可能只有在高級旅館住宿的時候，才有機會使用。不過，假如是市售的檜木精油，便任誰都能輕鬆擁有，只要在泡澡水裡加幾滴檜木精油，就能在泡澡時享受檜木的香氣，不但能體驗住在高級旅館的氣氛，更能放鬆心情，提升睡眠品質。

菅原道真喜愛梅花香的原因

有關「活化前額葉」的香氣，還有另一個例子。

NHK的衛星頻道有個節目叫作「偉人的健檢」（偉人たちの健康診斷），節目中利用最新的醫學知識，來檢驗各個歷史偉人的生活。該節目其中一集討論的偉人是菅原道真，因此製作團隊來採訪我，想了解菅原道真喜愛的梅花香氣，對大腦有什麼影響。

走近梅花盛開的梅園，一股甘甜清爽的香氣就會撲鼻而來。

菅原道真聰明絕頂，後世奉他為「學問之神」。他自幼鍾情梅花，據說他家中也有種植梅樹，因此節目製作團隊提出了一個假

設——菅原道真的勤學不倦，莫非是受到梅花香氣的影響？

製作單位策劃了一個實驗：請四名女學生擔任受試者嗅吸梅花香氣的主要成分苯甲醛（Benzaldehyde）三分鐘，再用NIRS檢測受試者大腦的活動狀況，結果顯示受試者的前額葉處於活化狀態。

菅原道真只有在梅花短暫的開花期間聞得到花香，因此梅花香氣對他的勤勉向學究竟有多少影響，我們不得而知。不過，如果把香氣的相關知識融入逸文軼事中，便能激發更多想像。

欣賞梅花時，若在心中告訴自己：「我的前額葉活化了！」賞花的時光或許會更加充實而有意義呢。

有沒有能增強記憶力的香氣？

2009年，英國的研究團隊針對記憶力與香氣的關係發表了一篇研究報告[1]。

在實驗中，研究團隊讓一百四十四名受試者嗅吸伊蘭伊蘭精油及歐薄荷精油香氣，調查香氣對受試者的認知能力帶來什麼影響。

第一章曾提到，歐薄荷可以消除疲勞，活化交感神經，有提神醒腦、提升專注力的功效。

至於伊蘭伊蘭，對芳香療法或香水不感興趣的人，可能從沒看過或聽過；而即使是對香氣有所了解的人，或許也不知道伊蘭伊蘭具體而言究竟是什麼樣的植物吧。

伊蘭伊蘭是一種生長於熱帶的樹木，最高可達30公尺以上，會綻放黃色的大花（有的品種花朵是粉紅色，但一般認為黃色的花朵較適合用於萃取精油）。伊蘭伊蘭有著濃郁的甜美香氣，充滿異國風情，香奈兒推出的第一款香水「香奈兒五號」，也使用了伊蘭伊蘭。

一般認為伊蘭伊蘭具有鎮靜情緒及降血壓的功效，但尚未獲得足夠的科學驗證。研究團隊可能認為伊蘭伊蘭的功效與歐薄荷正好相反，所以在實驗中採用它作為對照。

在實驗過程中，受試者接受了許多測試，包括單字記憶測試、接受刺激後快速按下按鈕的反應測試、空間記憶測試，以及單字聯想測試等等。

結果發現，歐薄荷香氣提升了受試者的記憶力。相對地，伊蘭伊蘭的香氣雖然使記憶力降低，但卻提升了反應速度。

　　在個人主觀感受方面，歐薄荷提升了專注力，伊蘭伊蘭雖降低專注力，但卻讓情緒更加穩定。

　　探討記憶與香味關係的研究還有很多。

　　烏克蘭的研究團隊在2019年發表了一份研究報告[*2]。該研究的受試者是居住在烏克蘭各大城市的七十九名學生，年齡十三到十七歲。研究團隊將受試者分成三組，讓他們在①沒有氣味、②充滿薰衣草精油香氣、③充滿迷迭香精油香氣的其中一種空間裡，進行記憶力測試。記憶力測試有兩種，第一種是圖像記憶測試：將十六張圖片放在一個四乘四的表格裡，讓受試者觀看表格二十秒，再測試他們記得幾張圖片。第二種是數字記憶測試：在表格裡寫下十二個兩位數的數字，讓受試者觀看表格二十秒，接著再測試他們記得幾個數字。

　　如前所述，目前已經有許多研究證實，薰衣草香氣可以活化副交感神經，鎮靜過度興奮的狀態。

另一方面,迷迭香則是一種能活化交感神經、刺激大腦的香氣。迷迭香是原產於地中海地區的唇形科灌木,本地的氣候環境也適合它生長,因此不少人在家裡種植迷迭香,甚至作為樹籬。另外,迷迭香也是烹飪時常用的香料。

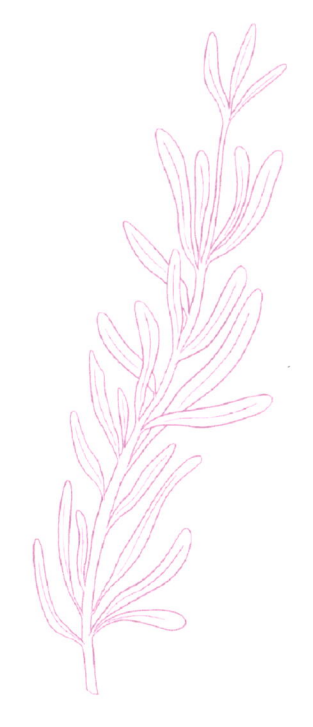

圖4-1　迷迭香(Rosemary)／唇形科的灌木。小巧而細長的葉片散發強烈的清爽香氣,自古人們就經常將其應用於生活中。

利用上述兩種效果截然不同的植物香氣進行研究,結果究竟如何呢?

實驗結果顯示,相較於無氣味組,薰衣草組與迷迭香組的圖像記憶成績皆大幅提升,但在數字記憶方面,氣味的有無在統計上並沒有顯著差異。然而若不看平均值,只看中間值(將數值由小到大依序排列後,位在正中間的數值),薰衣草組的中間值是5,迷迭香組是7,兩者具有統計上的顯著差異。這代表嗅吸薰衣草精油時,在數字方面的記憶能力遠低於嗅吸迷迭香精油。

此外,儘管兩種香氣都提高了圖像記憶的成績,但薰衣草應是因為緩解緊張,令人放鬆的緣故,而迷迭香則可能是因為活化交感神經,提升注意力的關係。

在數字記憶方面,很遺憾在有無香氣的組別之間看不出顯著差異,不過薰衣草香氣使數字記憶能力變差的現象,或許代表人類在記憶數字時,若處於交感神經活化,略帶緊張,精神專注的狀態,才比較容易留下優異的成果。

由上述研究可知,有助於提升記憶力與大腦運作效率的香氣,

可能會依每個人的個性、身處狀況及必須處理的課題而異。如果是因為太過緊張而無法完全發揮實力的人，只要嗅吸具有鎮靜效果的伊蘭伊蘭或薰衣草香氣，應該就能讓自己冷靜下來，沉穩地面對考試。相反地，個性散漫、精神難以集中的人，或許比較適合嗅吸歐薄荷或迷迭香這類可以活化大腦的香氣。

能讓人進入專注狀態的白薰衣草

提到薰衣草，一般人首先浮現腦海的應該會是深紫色的花朵，不過日本秋田縣美鄉町的一座薰衣草花園裡，栽培的是在該園發現的新品種白色薰衣草「美鄉雪華」。

我們分析了美鄉雪華所含的芳香物質。

圖4-2是薰衣草和美鄉雪華的成分分析結果，之所以特別寫「真正薰衣草」，是因為紫色的薰衣草也有許多不同品種，真正薰衣草是市面上流通最廣的薰衣草精油原料。

前面已經介紹過許多次，薰衣草的主要成分是芳樟醇與乙酸芳樟酯，如圖表所示，兩者所占的比例分別是47.1％和40.6％。然

RT(min)	推測化合物	真正薰衣草精油	低溫真空萃取美鄉雪華
5.1	α-蒎烯（α-Pinene）	0.4	—
5.8	莰烯（Camphene）	0.1	—
7.2	β-蒎烯（β-Pinene）	0.4	—
7.9	3-辛酮（3-Octanone）	0.7	0.3
11.2	桉葉油醇（Eucalyptol）	1.5	4.8
17.4	芳樟醇（Linalool）	47.1	16.9
20.1	樟腦（Camphor）	1.9	6.0
21.8	龍腦（Borneol）	0.8	15.6
22.3	萜品烯-4-醇（Terpinen-4-ol）	0.7	27.4
23.3	α-松油醇（α-terpineol）	0.5	18.9
26.0	乙酸芳樟酯（Linalyl acetate）	40.6	—

圖4-2　真正薰衣草精油與美鄉雪華（低溫真空萃取法）的成分含量比例（%。—表示未檢出。RT：滯留時間）。

而，美鄉雪華所含的芳樟醇只有16.9％，乙酸芳樟酯則是含量太少，無法檢出。

美鄉雪華中含量最高的成分，是一種叫做萜品烯-4-醇的物質，澳洲產的茶樹精油中也富含此成分。

薰衣草和茶樹的香氣都令人神清氣爽，不過薰衣草的香氣比較接近甘甜的花香，而茶樹香氣則比較像是走進森林時撲鼻而來的樹葉香。而儘管同為薰衣草，美鄉雪華的香氣與真正薰衣草可說截然不同。

真正薰衣草和其他紫色薰衣草的各種成分，在含量比例上固然有所差異，但主要成分都是相同的。

此外，美鄉雪華也富含樟腦、龍腦等成分。樟腦是樟樹的芳香物質，英文為Camphor，也就是我們熟悉的衣櫃防蟲劑的氣味。龍腦是某些品種的松樹所含的成分，具有提神醒腦的效果。

樟腦和龍腦都是活化交感神經的芳香物質。美鄉雪華的成分當中，活化副交感神經的芳樟醇及乙酸芳樟酯含量較少，活化交感神

經的物質含量較多,這會對人體帶來什麼影響呢?

我們請十一名受試者嗅吸美鄉雪華的香氣三十分鐘,接著採取他們的唾液,檢測用來判斷壓力程度的皮質醇數值,結果顯示受試者的壓力皆有所減輕。

接著,我們用NIRS檢測受試者在嗅吸香氣之後的大腦活動狀況,結果發現,美鄉雪華抑制前額葉活動的效果比薰衣草更強。

換句話說,美鄉雪華似乎是以某種不同於芳樟醇及乙酸芳樟酯的機制,發揮鎮靜作用。

圖4-3是受試者交感神經與副交感神經活性的測定結果,令人驚訝的是,美鄉雪華的香氣同時活化了交感神經與副交感神經,而且活化副交感神經的效果比薰衣草還要好。

交感神經與副交感神經同時活化的狀態,或許類似運動選手在賽事中發揮最佳實力的「專注狀態」(The zone)。

當交感神經活化,人的情緒就會變得亢奮,身體的活動力也會

變好，然而卻也可能因為不夠冷靜而失誤，或是因為太過專注而導致視野過於狹窄，做出錯誤的判斷。相反地，副交感神經活化時，人就會放鬆心情，冷靜沉著，但同時也會喪失鬥志，專注力可能也會變差。

不過，當兩種神經同時活化時，不但注意力集中，保持適度的緊張，又可以靜下心來，使感官變得敏銳。在運動領域裡，通常將這種狀態稱為「專注狀態」。

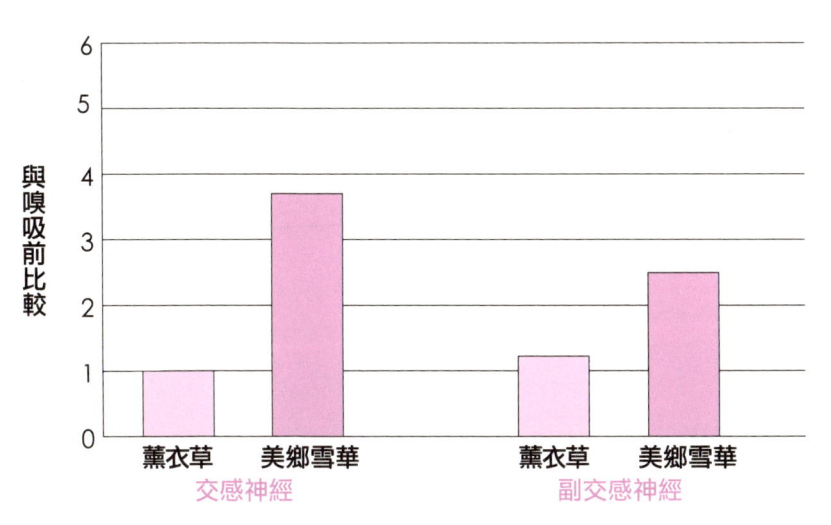

圖4-3　嗅吸真正薰衣草與美鄉雪華香氣後自律神經的活性。

然而，人類並無法憑著意志進入這種理想的狀態，就算是每天都持續不斷訓練的頂尖運動員，也沒有辦法隨心所欲地進入專注狀態。

美鄉雪華的香氣，或許可以幫助我們進入這種專注狀態。

單一香氣同時能活化兩種神經，是相當罕見的，假如我們能確實掌握自己的狀態，感受交感神經和副交感神經何者較為活躍，便能依照目的挑選最適合的香氣。

倘若發現自己的交感神經過度亢奮，就應該選擇薰衣草、香檸檬等香氣，相反地，若想活化交感神經，則可以試試葡萄柚、檸檬香茅等香氣。了解香氣的功效固然重要，但若能確切感受自己身體的狀態，應該就能更容易進入專注狀態。

能活化前額葉的檸檬香茅

接下來，我要介紹另一種能夠活化交感神經的香氣。

檸檬香茅（又稱檸檬草）的原文是「Lemongrass」，儘管名稱

中有「Lemon」這個字眼，但它並非柑橘屬，而是一種禾本科的草本植物。各位是否在泰式料理中看過一種扁而細長的綠色葉片呢？那就是經常被放在冬陰功等菜餚裡提香的檸檬香茅。

檸檬香茅跟檸檬沒有任何親戚關係，名稱裡卻有「Lemon」，是因為它的香氣類似檸檬，清爽且帶有一絲酸味。檸檬香氣的主要成分是檸檬烯和檸檬醛（Citral），而檸檬香茅跟檸檬一樣富含檸檬醛。

一般認為檸檬香茅的香氣可以活化交感神經，不過具體而言，檸檬香茅究竟會對大腦帶來什麼影響呢？

我們募集了十位受試者，利用NIRS來檢測薰衣草、檸檬香茅、葡萄柚的香氣分別對大腦的活動產生什麼影響。

結果顯示，受試者嗅吸薰衣草香氣後，前額葉的活動受到了抑制。薰衣草之所以能夠減輕壓力、幫助睡眠，或許正是因為它具有抑制前額葉活動的作用。

另一方面，受試者嗅吸檸檬香茅和葡萄柚香氣後，前額葉的活動就變得比較活躍。

NIRS檢測的是大腦在嗅吸香氣三十到六十秒後的狀態,透過這次的研究,我們也深深體會:香氣對大腦的影響,竟在這麼短暫的時間內便能顯現。

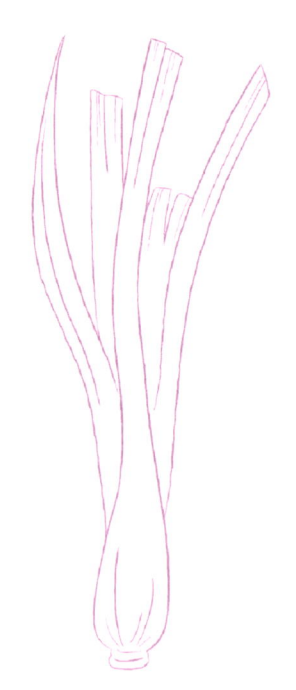

圖4-4 檸檬香茅(Lemongrass,又稱檸檬草)/禾本科多年生草本。多栽培於熱帶、亞熱帶地區的溼地,常作為香料使用。葉片帶有酷似檸檬的香味。

一旦前額葉活化，人就會充滿幹勁，注意力也會提升。例如，在進行重要的簡報之前，若能聞一下檸檬香茅或葡萄柚的香氣，或許就會表現得更好。

我曾與企業界人士討論，不曉得有沒有機會將香氣的效果應用在各種場景中。例如：在車輛的駕駛座旁安裝噴霧器，同時追蹤駕駛的視線和體溫等變化，一旦感測到駕駛打瞌睡或分心，機器就自動噴出檸檬香茅的香氣，如此一來，或許就能達到提神醒腦的效果，避免發生車禍，防患於未然。

我也想過，假如能發明一種帶有檸檬香茅味的橡皮擦，人們在念書時使用它，說不定就會更專心，不過這些想法皆未付諸實踐。

在這些產品問世之前，請各位自行發揮創意，讓香氣的功效成為我們的好夥伴。

利用植物香氣改善失智症

失智症是一種與大腦功能密切相關的疾病。

失智症是大腦的認知功能出現障礙的疾病,「認知」一詞在日常生活中並不常用,它意指對事物產生認識與理解的心理歷程。失智症最常見的症狀為記憶力減退,除此之外,有時也會無法理解或判斷事物,甚至搞不清楚時間或地點。失智症可分為幾種類型,其中「阿茲海默症」占了六成以上,阿茲海默症患者的腦神經細胞會逐漸壞死,病程進行緩慢。

　　阿茲海默症目前發病原因不明,也尚無根治方法,但透過藥物治療,加上多與病人互動、在日常生活中予以協助,可以減緩病情加劇的速度。

　　阿茲海默症的症狀大多在六十歲之後才會出現,不過據說阿茲海默症的可能原因──乙型類澱粉蛋白(Amyloid β)的堆積,從四十歲就會開始,因此即使覺得六十歲離自己還很遠,也必須留意。預防阿茲海默症,必須攝取充足的睡眠與健康的飲食,並進行適度的運動。另外,一般認為藉由腦力訓練來活化大腦的前額葉,也可以預防失智症的發病或減緩失智症的惡化。

　　上一節介紹的研究,證實了檸檬香茅的香氣可以增加大腦前額葉的血流量,同時,我們也知道失智症患者的前額葉血流量較少。

既然如此，或許可以利用檸檬香茅的香氣增加血流量，藉以改善失智症的症狀。

2014年，我們在一間老人養護中心的協助下，進行了一個臨床試驗，探討檸檬香茅的香氣對需要照護的失智症患者有何影響。受試者共有二十七名，平均年齡約為八十三歲。實驗中，我們使用一般市售的超音波加溼器來散布香氣，以符合失智症患者平常在家中應用的場景。

我們每天日間在受試者用餐的餐廳裡散布香氣兩個小時，持續十六週。實驗結果顯示，到了第三個月，受試者的認知功能（記憶力等）、情緒管理功能（是否易怒等）以及運動功能（自行如廁等）皆出現改善。

養護中心的工作人員也表示，檸檬香茅的香氣似乎讓失智症患者變得更有精神、更有活動力，而且剩下的飯菜變少，表示他們的食慾也變好了。此外，受試者更容易入睡，與睡眠相關的症狀也獲得改善。這可能是因為檸檬香茅能活化大腦，而受試者的大腦在日間徹底活化之後，晚上便能充分休息的緣故。

如上所述，目前僅有延緩失智症病情惡化的藥物，並沒有根治的辦法，其他研究報告則指出，透過運動、飲食和人際互動等，或許有機會改善症狀。

利用香氣來改善失智症症狀，對病患本人和照護者的負擔都很小，運用上相對輕鬆。病人沒有復健訓練的壓力，而且生活環境中瀰漫令人身心愉快的香氣，不只是對病人，想必對照護者也有益處。

讓病人白天嗅吸可以活化前額葉的香氣，晚上嗅吸可以提升睡眠品質的香氣，就可能確保大腦的健康。此外，失智症病人有時會因為做不到以前可以做到的事而心情低落，陷入憂鬱狀態，有關這方面的問題，或許也可以利用第三章介紹的香氣來提供協助。

失智症的症狀相當複雜，不只是記憶力變差，還會喪失動力、情緒不穩定、睡眠品質不佳。若能使用精油來進行訓練，嗅覺恢復後，便能刺激大腦，同時也能享受精油的芳香物質對大腦帶來的正面影響。

嗅覺喪失可能是失智症的前兆

正如前述，大腦的活動與香氣有密切的關係，因為香氣分子是以嗅覺受器為媒介，對大腦的神經細胞產生作用。

根據近年的研究，我們知道嗅覺障礙與失智症也有密不可分的關係。

人類的嗅覺會隨著年齡增長而衰退，倘若嗅覺明顯低落，生活品質就會大幅下降。沒有辦法聞到氣味，食物的美味就會折損，非但如此，還可能無法留意到本來可以透過氣味察覺的危機，例如食物的腐壞、瓦斯漏氣，或食物燒焦的味道等等。

嗅覺障礙的原因除了年齡增長以外，還有鼻炎或病毒等，另外已有研究證實阿茲海默症與嗅覺障礙有極大的關聯，許多阿茲海默症患者同時也有嗅覺障礙。

阿茲海默症患者的嗅覺障礙會比失智症的症狀還早出現，因此備受矚目，也許可作為早期診斷的指標。正因為失智症難以根治，早期發現、防止惡化並減緩病情加劇，才更顯得重要。

阿茲海默症為什麼會與嗅覺障礙有關呢？目前眾說紛紜，尚無定論，也許是因為嗅覺的傳導路徑與大腦的活動密切相關。除了阿茲海默症外，同樣好發於高齡人口的腦部病變帕金森氏症，也很容易導致嗅覺障礙。

　　除了失智症和帕金森氏症之外，慢性鼻竇炎、感冒或過敏性鼻炎也會引發嗅覺障礙，因此即使聞不到氣味，也不用急著擔心自己罹患了失智症。不過，倘若年長者沒有感冒卻忽然感受不到氣味，建議向身旁的人確認自己的行為和記憶是否有異，並且尋求專業醫師的協助。

　　嗅覺障礙可以藉由訓練恢復到某種程度。絕大部分的腦神經細胞壞死後就不會再生，負責傳導氣味訊號的嗅神經雖然也是神經細胞的一種，卻具有極強的再生能力。一般認為，當事人只要嗅吸香氣，給予刺激，死去的嗅神經細胞就會再生，當事人便能再度感受到氣味。

　　香氣訊號被送至大腦後，就會對大腦產生刺激，但如果嗅覺出現障礙，那麼無論嗅吸到何種氣味，大腦也完全不會受到刺激。不過，當嗅覺恢復，香氣為大腦帶來的正面作用也可能再次出現。值

得一提的是，香氣訊號傳達至大腦的路徑，與大腦負責記憶的部位「海馬迴」相連。

所謂的嗅覺訓練，就是讓病人嗅吸各種不同的精油來刺激嗅覺。為了預防失智症，各位可以刻意去嗅吸各種不同的香氣，給予大腦良性的刺激。

總結

- ❖ 可活化大腦、提升動力與專注力的香氣
  檸檬香茅、葡萄柚。

- ❖ 可提升注意力及記憶力的香氣
  迷迭香。

注

＊1 Moss M. et. al., "Modulation of congnitive performance and mood by aromas of peppermint and ylang-ylang." *International Journal of Neuroscience*, 2008, 118:1, 59-77

＊2 Filiptsova O.V. et. al., "The effect of the essential oils of lavender and rosemary on the human short-term memory." *Alexandria Journal of Medicine*, 2018, 54:1, 41-44

專欄④香氣與記憶的關係

在2007年刊登於《Science》期刊的一份研究論文指出：在睡夢中嗅吸玫瑰香氣，可以提升記憶力。順帶一提，《Science》是自然科學領域中與《Nature》齊名的權威性科學期刊。

參加實驗的十八名受試者，必須在充滿玫瑰香氣的室內，記住電腦螢幕畫面中十五張卡片排列的位置。之後，研究團隊讓他們在睡眠期間嗅吸玫瑰香氣，隔天早上再測試他們還記得多少。實驗結果顯示，有嗅吸香氣的受試者，答對的比例比沒有嗅吸香氣的受試者高。

此實驗的關鍵在於「受試者記住十五張卡片的位置時，嗅吸了玫瑰香氣」。因為在無氣味空間裡記住卡片的受試者，就算在睡眠期間嗅吸了玫瑰香氣，答對的比例也沒有明顯上升。

這到底是怎麼一回事呢？

這個實驗結果代表香氣與記憶有密切的關聯。各位是否曾經因為聞到某個味道，某個早已遺忘的記憶，就鮮明地浮現在腦海呢？

據說人類的大腦會在睡眠時鞏固記憶，隔天起床時，會再重現一次已經記住的內容，強化記錄該記憶的神經細胞之間的連結，回想愈多次，記憶就會愈深刻。在上述實驗受試者的大腦中，十五張卡片的位置和玫瑰香氣形成了一組記憶，互相連結，因此，只要利

用玫瑰香氣刺激大腦，有關這十五張卡片的記憶就會浮現。或許是受試者的大腦在睡眠期間回想過這段記憶，因此到了早上，記憶就更深刻了吧。

該研究的主要目的，是想掌握記憶在睡眠期間鞏固的過程，因此並沒有探討不同香氣在效果上的差異。此外，實驗中使用的並不是玫瑰精油，而是稀釋後的玫瑰主要芳香物質苯乙醇（Phenethyl alcohol）。

上述研究成果，或許也可以應用在玫瑰以外的其他香氣上。如果想記住的事物不只一項，說不定就必須搭配各種不同的香氣。

當各位無論如何都必須記住某件事情時，可以一邊嗅吸香氣一邊背誦，並且在睡覺時也聞嗅同一種香氣，或許就能幫助鞏固記憶。在需要的時候，只要嗅吸同樣的香氣，說不定就能更輕鬆地想起來。

05
CHAPTER

調節食慾的香氣

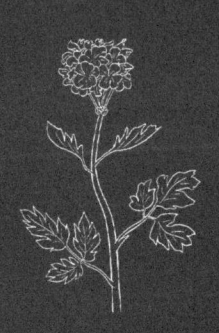

尋找可以抑制食慾的「香」氣

前面幾章已經介紹了香氣對大腦和身體帶來的各種影響，而第五章要介紹的，則是可以調節食慾的香氣。沒錯，香氣不但可以鎮定情緒、促進大腦功能，還能影響食慾。

如果你第一時間的反應是：「這不是理所當然嗎？」表示你的頭腦很靈活。假如你第一時間只想到薰衣草之類的花香，那麼你可能忘了──我們平常用餐的時候，其實也同時在享受各式佳餚的香氣呀。

氣味正是影響人類判斷「想不想吃」某種食物的關鍵因素。食物的外型固然重要，但氣味更加重要。假如食物散發出腐敗的臭味，那麼無論它的樣子看起來多麼美味，我們也絕對不可能會想吃它。

當我們聞到食物的香味，就會產生食慾。相信各位也曾因為聞到食物的香氣，突然覺得肚子餓，或是被香味吸引而走進店裡消費吧。市面上的烘焙點心，常使用香草油來增加香氣，而零食、加工食品等也經常添加香料，好讓人更加愛不釋口。

距今十年前左右，我們曾針對大腦調節食慾的機制進行研究。肥胖在現代社會是一個嚴重的問題，當時我們認為，若能夠透過科學研究掌握導致肥胖的機制，或許有助於研發治療糖尿病、高血壓等疾病的技術。

在上述背景下，我們開始研究香氣與食慾之間的關係，試圖找出可以預防或改善肥胖的香氣。

世界上到底有沒有可以抑制食慾的氣味呢？相信頭腦靈活的讀者，應該會立刻回答「要多少有多少」吧。根據生活經驗，我們很清楚只要聞到令人作嘔的臭味，食慾就會受到抑制。絕大部分散發令人不快的氣味的東西，都是食用後對人體有害的，當我們聞到腐敗的臭味、硫磺味或刺鼻的氣味，就會喪失食慾，這其實是人體為了避免吃下對身體有害的東西，而出現的一種防衛機制。

東南亞盛產的榴槤，看起來相當美味，口感滑順綿密，就像濃郁的義式冰淇淋一般，然而榴槤之所以聞名，是因為它具有強烈的臭味。那究竟是什麼樣的臭味呢？就算說那是類似洋蔥壞掉的臭味，各位可能也無法體會，畢竟一般人應該很少會把洋蔥放到壞掉吧。若用生活中更常見的例子來說明，應該就像是瓦斯公司為了讓

客戶察覺瓦斯漏氣而添加的氣味（所謂的「瓦斯味」，其實是人為添加的）。此成分名為「乙硫醇」（Ethanethiol），是一種硫化物，在2015年被金氏世界紀錄認定為世界上最臭的物質。

大部分不敢吃榴槤的人，都是因為這種強烈的臭味，而打消食用的念頭（但榴槤的滋味絕妙，甚至被譽為「水果之王」，聽說許多人吃了一次就愛上）。

如上所述，每個人都知道只要聞到令人不快的氣味，自然就會喪失食慾。然而世上應該沒有人會特地去聞臭味，相信就算是為了減肥，也不會有人想去嘗試這種苦行，而且感覺對身體也不好。

我們想找到的，是可以抑制食慾的「香」氣。

能抑制食慾的葡萄柚香氣

2005年，大阪大學和新潟大學的研究團隊發表了一篇論文[1]。研究團隊讓大鼠一週嗅吸葡萄柚精油三次，每次十五分鐘。實驗結果顯示，嗅吸葡萄柚精油的大鼠吃下的飼料減少，體重也減輕了，而嗅吸了薰衣草香氣的大鼠，則是食慾變好，體重也增加了。

在前面幾章多次出現的葡萄柚香氣，具有活化交感神經的效果；相反地，薰衣草的香氣則可活化副交感神經。研究團隊測量了大鼠的交感神經及副交感神經的電氣活動（Electrical activity），發現葡萄柚香氣促使交感神經的電氣活動變得活躍，同時讓副交感神經的電氣活動減緩。

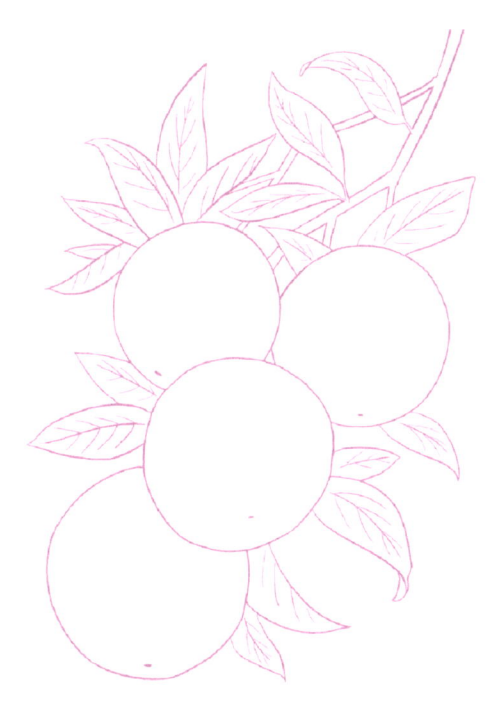

圖5-1　葡萄柚（Grapefruit）／芸香科的喬木，據說名稱的由來是因為其果實像葡萄一般簇集而生。

當交感神經變得活躍，儲存在脂肪細胞裡的脂肪就會被分解，同時體溫、血壓皆會上升；當副交感神經變得活躍，就會出現相反的現象。另外，由於胃的蠕動是由副交感神經控制，因此一旦交感神經變得活躍，副交感神經的活動就會受到抑制，胃的蠕動也會隨之減緩。

　　研究團隊表示，或許葡萄柚和薰衣草的香氣是藉由改變交感神經與副交感神經的活性，影響大鼠的食慾和體重。

大腦調節食慾的部位 —— 下視丘

　　我們進一步參考過去的文獻，釐清大鼠在嗅吸香味的時候，大腦究竟如何運作。

　　動物的食慾是由大腦的「下視丘」負責進行調節（圖5-2）。下視丘位於大腦後方深處，體積很小，負責調節自律神經，在演化系統中屬於舊腦，主要影響的是進食、性行為、睡眠等生物本能。

　　下視丘內有飽食中樞（Satiety center）以及攝食中樞（Feeding center）。由動物實驗可知，一旦飽食中樞遭到破壞，動物就會無

法感到飽足，進而變得肥胖；相反地，一旦攝食中樞遭到破壞，動物就會因為喪失食慾而消瘦。這些中樞會與大腦的其他部位互相取得聯繫。

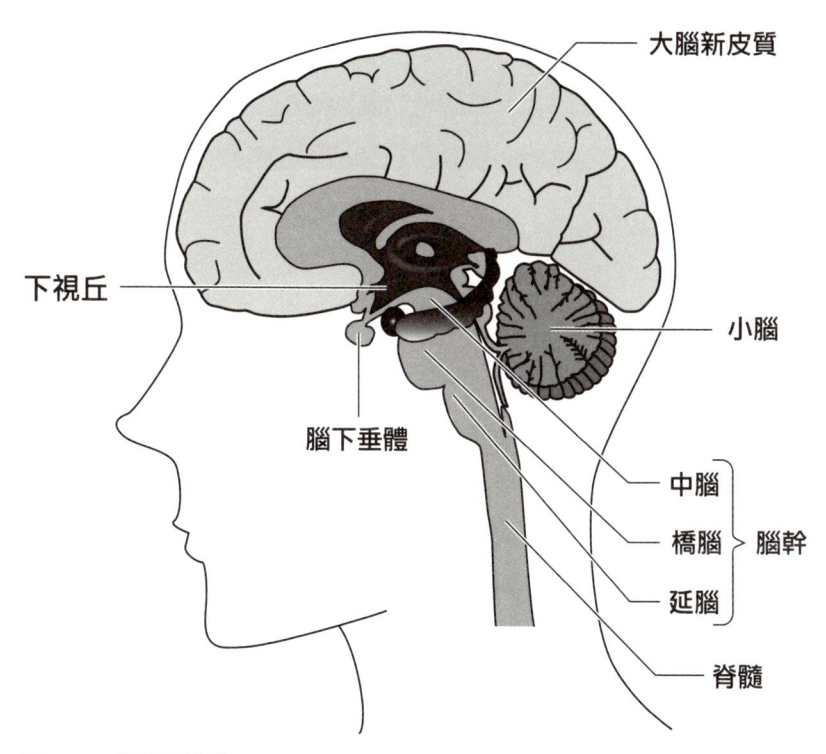

圖 5-2　大腦的構造。

血糖一旦上升，飽食中樞就會受到刺激，進而抑制食慾；而攝食中樞則是會在血糖偏低時，聯繫大腦的其他部位。

我們使用動物專用的MRI（磁振造影）裝置，進行大鼠的fMRI檢測實驗。MRI是一種利用強力的磁場和電磁波進行體內攝影的設備，一般的MRI只能拍攝出身體的結構，但fMRI可以呈現腦內血流的變化，讓我們掌握大腦哪個部位的神經正在活動。

在進行MRI攝影時，受測者必須靜止不動，因此使用在動物身上時，一般會先替動物麻醉。不過，日本味之素中央研究所的鳥居邦夫先生發明了一種無須麻醉也能測定的動物專用MRI裝置，我們採用這種方法，獲得了許多寶貴的數據資料[*2]。

實驗中，我們讓大鼠嗅吸的香氣有：歐薄荷、薰衣草、苦橙葉、茶樹、檸檬、羅馬洋甘菊、薑、肉桂等八種。

位於下視丘的攝食中樞（LH）與飽食中樞（VMH）的活動狀態如圖5-3所示，圖中的各柱顯示活躍度增加的比例。由圖可知，所有的香氣都促進了攝食中樞的活性，但整體而言，飽食中樞對香氣較無反應，其中羅馬洋甘菊和薑對大腦的血流變化並無影響。

最能刺激攝食中樞的香氣是歐薄荷和薑，兩者都是我們日常生活中經常使用的香料。經常被添加在口香糖裡的歐薄荷，以及在中華料理中經常用來提香的薑，都能幫助我們在夏天胃口不佳的時候提振食慾。

　　我們的研究目的是想找出可以抑制食慾的香氣，沒想到卻透過實驗找到了能夠促進食慾的香氣。

　　不過從另一個角度來看，這個結果是極為合理的。因為對動物來說，比起抑制食慾，增進食慾更為重要。野生動物往往無法獲得

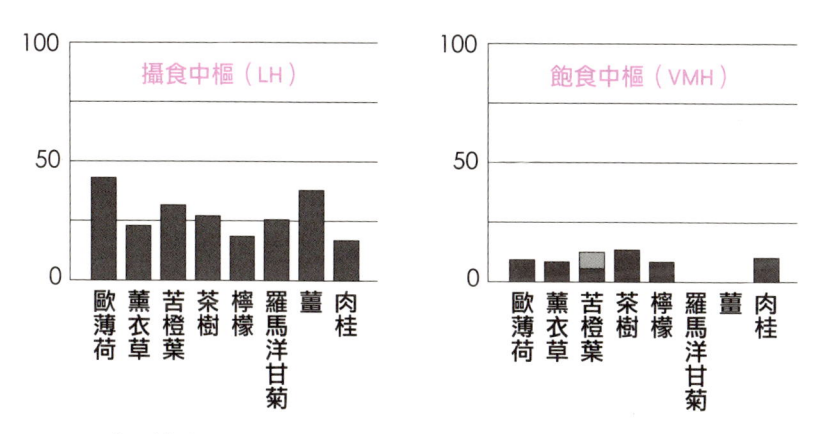

圖 5-3　嗅吸精油後下視丘之攝食中樞（LH）與飽食中樞（VMH）的活動狀態。

充足的食物來源,隨時可能面臨陷入飢餓的危機,會因為煩惱過胖而想要抑制食慾的,只有人類或人類飼養的寵物而已(但寵物本身並不會煩惱就是了)。

有促進食慾功效的香氣,可以應用在哪些地方呢?對於因為生病或年老而食慾減退,或是罹患了厭食症,完全無法進食的人,香氣都可以派上用場。

目前已有研究證實,乳癌病患嗅吸薑精油的香氣後,食慾減退的狀況便獲得了改善[3],也有研究顯示,嗅吸歐薄荷精油的香氣,可以改善噁心、嘔吐、食慾不振等症狀[4]。

在經過科學驗證後,相信前人留下的許多與香氣運用相關的生活智慧,將會更廣泛地應用在醫療等不同場景中。

草莓香氣能帶來飽足感?

最了解植物的莫過於農家了。我曾問過一位務農的朋友,有沒有什麼香氣會影響食慾呢?對方回答:「有啊!」

他的答案是──草莓的香氣。

這位朋友是種植溫室草莓的農夫,據說他在收成的季節,即使從早上工作到中午過後,也沒有飢餓感。農務工作通常一大清早就開始,而且非常耗體力,一般而言不太可能不會餓。此外,聽說不只是我朋友本人,跟他一起採收草莓的其他工作夥伴,也都一樣不會覺得餓。要是一直不停採收下去,他們勢必會空著肚子一路工作到傍晚,因此到了中午,他們就會強迫自己停下手邊的工作,大家一起離開溫室去吃飯。

假如草莓香氣真的會刺激飽食中樞,那就太有趣了,可惜當時並沒有可以進行檢測的設備,所以無法透過實驗來驗證這個說法。

世上到底有沒有可以抑制食慾的香氣呢?美國有一所大學以九十六名女學生為對象,展開了一項研究[5]。

研究團隊將女學生分成三組:①沒有嗅吸任何氣味、②嗅吸香草香氣、③嗅吸葡萄柚、歐薄荷或檸檬香氣,接著給她們看巧克力的照片,請她們回答自己對巧克力的慾望有多強。實驗結果顯示,嗅吸香草香氣的組別,對巧克力的慾望增加了,而嗅吸清新香氣的

組別,對巧克力的慾望則受到了抑制。

這個結果非常有意思,如果各位好奇這對減重究竟有沒有幫助,或許可以親自試試。只不過,在把巧克力擺在眼前反覆做實驗的過程中,說不定哪一次就忍不住拆開來吃掉了。

健康的飲食始於健康的大腦

包括人類在內,所有動物的大腦都會將體重控制在一定的範圍內。或許有些人會反駁:「假如真的什麼都不管,體重一定會不斷上升啊!」不過請各位想一想,這種人是不是無論花多少力氣減重,都很難瘦下來呢?就算整天節食、拚命運動,好不容易減輕了一些體重,馬上又會復胖。

對動物的身體而言,能量枯竭就代表死亡,因此控管能量可謂首要之務。若攝取的能量太少,身體就會減少能量的消耗,設法維持平衡,如此一來,代謝就會變差,同時也比較難瘦下來。人就是為了變瘦才忍住不吃東西,可是身體卻拚命節省能量,千方百計避免自己變瘦,人體的機制還真是諷刺。

假如可以運用的能量不夠，身體就會開始「精簡人事」。有些女性因為過度節食減肥而導致停經，就是因為身體將生殖所需的能量節省下來的關係。身體做出這個決定可謂十分合理，如果把基因擬人化，那麼從上古時代傳承至今的人類基因，一定壓根無法想像我們今天會身處在一個食物唾手可得的環境，卻故意忍住不吃。一旦進食量少，身體就會判斷我們處於一個難以養育後代、使其健康成長的環境，所以才會暫停繁衍後代的功能。

大腦隨時隨地都在監控我們體內的能量，一旦發現能量不足，就會讓我們產生食慾，促使我們進食。相反地，如果能量充足，大腦就會發出飽足的訊號，讓我們產生「不想再吃了」的感覺，並停止進食。

只要上述機制正常運作，我們應該就不必煩惱過胖，然而人類對食物無窮盡的慾望與好奇心，造就了現代的飲食文化以及可輕易取得的各式佳餚，這些食物提供的營養價值遠遠高於上古時代，因此，假如遵循人類當初為了調節食慾而發展出來的機制，往往就會攝取過剩的營養。

此外，人類的生活形態也大幅改變，與狩獵、採集、農耕時代

相比,現在有愈來愈多人從事長時間坐著不動的工作。由於夜晚也能進行活動,現代人的睡眠時間變短,更有不少人時時刻刻都必須承受壓力。

人體一直以來都習慣為應付飢餓做好準備,卻幾乎沒有任何為飽足所做的準備,一旦過胖,就會引起各種疾病。

在這樣的時代裡,香氣所能做的最大貢獻,並不是直接抑制食慾,而是幫助人們減輕壓力、提高睡眠品質、活化大腦,以及讓大腦獲得徹底的休息。

減重是一場意志力與慾望的戰鬥,有些人確實能發揮堅強的意志力,忍住不吃自己喜歡的東西,不嫌麻煩地維持運動習慣,最後成功減重,但這樣的人其實僅是少數。

想要發揮意志力,大腦就必須耗費相對的能量,然而我們的大腦每天不論在工作上或在生活中,都要進行大量的判斷和處理,早已精疲力竭,根本沒有多餘的精力可以拿來發揮意志力。大腦的能量別說被榨乾了,甚至還可能已經透支,所以許多人為了減輕壓力而暴飲暴食或酗酒。如果有一整年的時間可以不用工作,只須專心

減重,想必成功率就會大幅提升吧。畢竟在沒有工作的狀況下,我們就可以每天運動,自己製作健康餐,也不會因為壓力過大而亂吃甜食了。

假如大腦健康,那麼人類只需要遵從出自本能的慾望,就自然會慢慢回到正常體重。

我們當然可以**繼續尋找能夠克制食慾的香味**,不過在那之前,好好享受香氣、放鬆身心、減輕壓力,或許才是「香氣減重法」的關鍵吧。

總結

❖ 可增進食慾的香氣
　薰衣草、薑、歐薄荷。

❖ 可抑制食慾的香氣
　葡萄柚。

注

＊1 Shena et. al., "Olfactory stimulation with scent of grapefruit oil affects autonomic nerves, lipolysis and appetite in rat." *Neuroscience Letters*, 2005, 380, 289-294

＊2 Takenoya Fumiko et. al., "Histological observation of rat hypothalamic feeding-regulated neurons in peppermint and ginger essential oil exposure." *Journal of Japanese Society of Aromatherapy*, 2022, 21(1), 40-48

＊3 Lua PL, Salihah N, Mazlan N. "Efects of inhaled ginger aromatherapy on chemotherapy-in-duced nausea and vomiting and health-related quality of life in women with breast cancer." *Complement Ther Med*, 2015, 23(3): 396-404

＊4 Jafarimanesh H. et. al., "The effect of peppermint (Mentha piperita) extract on the severity of nausea, vomiting and anorexia in patients with breast cancer undergoing chemotherapy: A randomized controlled trial." *Integr Cancer Ther*, 2020, vol.19

＊5 Firmin et. al. "Effects of olfactory sense on chocolate craving." *Appetite*, 2016, 105, 700-704

專欄⑤日本芳香療法的特色與發展

　　利用香氣進行疾病的治療與預防，或幫助維持身體健康的方法，稱為「Aromatherapy」，日語漢字寫作「芳香療法」，前者稱呼在日本較廣為人知。

　　人類自古以來就懂得將植物的香氣和萃取物運用在日常生活中，或用來輔助治療疾病，而這些前人的智慧結晶，有不少以民俗療法或傳統療法的形式傳承至今。「芳香療法」這個名稱誕生在世上的時間距今並不遠，它源自法國化學家雷內・莫里斯・蓋特佛塞（Rene-Maurice Gattefosse）在1937年出版的著作《芳香療法：精油與植物荷爾蒙》（Aromathérapie: les huiles essentielles, hormones végétales）。蓋特佛塞長期研究香料，並開設公司，專營精油及合成香料的進出口。據說某天他的手在實驗中意外灼傷，當時他立刻將手浸泡在一旁的薰衣草精油裡，沒想到後來傷口復原得很快，於是他便展開了將精油運用在醫療領域的研究，最後完成了上述著作。

　　此後，將精油應用於醫療的研究與實踐，便在法國持續發展至今。到了今天，法國的醫師可以把精油視為藥品開立處方箋，除了塗抹在皮膚的外用精油，也有內服的精油膠囊。

　　將芳香療法傳入英國的，是蓋特佛塞的學生瑪格麗特・摩利

（Marguerite Maury）。摩利致力於將芳香療法應用於美容領域，發展出以植物油稀釋精油後，用於按摩的技術。身為護理師的她，深知按摩是一種能減緩患處疼痛，同時讓病人心情穩定的重要照護手法，因此決定將精油的功效與按摩結合。

　　上述利用精油進行按摩的英國系統芳香療法傳入日本後，便在日本成為主流。原因之一，可能是對日本人來說英文比法文容易理解，此外，若要像法國一樣將精油運用在醫療領域，就必須制定新的法律，但日本尚未做好準備。

　　在日本，聽見芳香療法，大多數人第一時間想到的應該不是醫療現場，而是美體、按摩等美容相關領域，但事實上，植物所蘊含的力量確實能夠影響人類的身心，富有應用於醫療領域的潛力，只可惜目前醫學上的實證尚嫌不足，導致芳香療法只能在不同領域各自發展。

　　成立於1997年的「日本芳香療法學會」（Japanese Society of Aromatherapy, JSA），是由臨床醫師及護理師為了將芳香療法正確應用於醫療而創立的一個學術團體。JSA的理念包括：確立以科學證據為根基的醫學芳香療法（Medical Aromatherapy）、預防肇因於錯誤療法的意外、提升社會大眾對醫學芳香療法的認知等等。本書的作者之一鹽田清二曾任JSA第一任理事長，目前以終身榮譽理事長的身分，繼續為學會的發展盡心盡力。

正如專欄②中提到的，精油在日本被歸類為雜貨，因此並沒有像食品及藥品一般嚴格的品管規範。1980年代後期，隨著美容美體產業的盛行，芳香療法也開始流行，此後市面上便出現許多劣質精油或仿冒精油的合成香料。此外，因為誤用而危害健康的問題也層出不窮，例如有人因為不知道精油的正確使用方法，而直接把未稀釋的精油塗抹在皮膚上，造成皮膚發炎。一旦使用方法有誤，即使是品質無虞的精油，也可能導致嚴重的後果。精油的成分對身心都有幫助，相反地，倘若用法不正確，恐怕也會危害健康。

　　芳香療法的門檻很低，人人都能輕鬆進行。精油的價格一般人都負擔得起，而且無論是採用嗅吸或塗抹的方式，都不需要什麼複雜昂貴的設備，尤其是嗅吸，真的只是用鼻子聞一聞就好。正因芳香療法如此平易近人，我們才懇切期盼正確的知識可以廣泛流傳。

06
CHAPTER

應用於
醫療現場的香氣

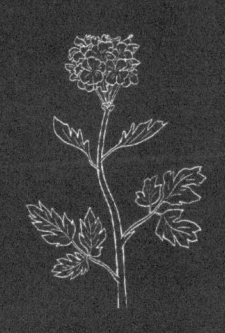

香氣在醫療現場扮演的角色

在論文搜尋網站「PubMed」輸入「aromatherapy」（芳香療法）和「sleep」（睡眠）這兩個關鍵字，可以找到許多研究論文，其中大部分都是在醫療現場利用香氣改善病人睡眠狀況的相關研究。

有些住院病人因為身處在不熟悉的環境，再加上身體比較虛弱，導致無法獲得充足的睡眠，而一旦失眠，病人的體力就會變差，精神上也會有壓力。然而，有些人因為疾病類型或身體狀態的關係，並不適合服用安眠藥，因此香氣的力量才會倍受期待。

儘管日本目前尚未正式許可在醫療現場運用香氣，但只要科學證據繼續累積，或許香氣的功效就能應用在更多不同的領域。日本芳香療法學會的官方網站上，列出了經過學會認證、採用芳香療法的醫療機構，請逕行參考。

土耳其學者在2017年發表的一份研究報告[*1]中指出，薰衣草香氣提升了六十名加護病房病人的睡眠品質。

具體的研究內容為：研究團隊將同意參與研究的六十名病人

分成兩組,每組三十人,其中一組除了接受平常的治療外,還連續十五天嗅吸薰衣草精油香氣,另一組在十五天內只接受平常的治療,最後研究團隊再檢測兩組受試者的睡眠品質與焦慮狀態。實驗結果顯示,嗅吸了薰衣草香氣的病人,睡眠品質高於另一組,焦慮也有所減輕。

順帶一提,上述研究是以心臟病患為對象,除此之外,還有許多針對癌症、血液透析、燒燙傷、失智症、腎臟病、自閉症等病人的研究,每一份研究的結果都顯示香氣(主要是薰衣草)可提升睡眠品質。

此外,香氣在醫療現場可以幫助的不只是病人。肩負著人命、每天都忙著處理大量事務的醫事人員,也承受著巨大的壓力,而香氣不同於藥物的地方,就是會在空氣中擴散,因此利用香氣來照護或治療病人時,對醫事人員也會帶來助益。

在眾多論文中,也不乏探討香氣如何影響護理師的壓力及睡眠的研究。本書第一章介紹了一些能減輕壓力和焦慮的香氣,這些香氣當然也可以減輕醫事人員的壓力,進而有助於提升醫療品質。

需要注意的是，同一間病房的其他病人也可能聞到香氣，因此在使用前，必須先詢問其他病人是否討厭該香氣，更必須確認該香氣是否會對其他病人造成負面的影響。

　　未來，等香氣的功效更廣泛地被運用在醫療現場之後，相信人們就會更熱烈地討論香氣的運用之道。

護理與香氣密不可分的關係

　　在前面幾章裡，我們認識了香氣的各種功效，也知道目前已經有許多研究，嘗試將這些功效實際應用在醫療現場。

　　例如，第一章介紹的幾種可以減緩壓力和焦慮的香氣，若能事先散布在候診室裡，應該有助於候診中的病人放鬆心情，以更穩定的狀態面對治療。第二章介紹的幾種能提升睡眠品質的香氣，或許可以幫助為失眠所苦的住院病人。

　　第三章、第四章介紹的幾種可以活化前額葉的香氣，也許能對預防失智症及減緩失智症惡化有所貢獻。第五章介紹的幾種可增進食慾的香氣，說不定能幫助因生病而食慾不佳、體力日漸衰退的病

人找回食慾。

看到上述句子全是「或許」、「可能」這種不確切的語氣，各位是否覺得不太可靠呢？在開發新療法時，必須累積大量的研究資料，才能確認該療法是否安全、有效，然而，將精油應用於醫療的科學實證，目前仍嫌不足。在醫療現場累積臨床資料極為重要，為此，我們必須仰賴醫事人員更積極地製作病例報告。

儘管沒有像藥品一般強力的科學證據，但只要是具有累積多年的應用經驗、對病人沒有危害，且病人本身也喜歡的香氣，就應該在允許的範圍內多加運用。

最投入實踐與研究精油效果的醫事人員，莫過於護理師了。護理師是站在與醫師不同的立場協助病人康復的角色，假如病人沒有好好睡覺、攝取充分的營養、保持身體清潔、增強體力，那麼不論動幾次手術、吃多少藥，傷病也無法痊癒。換言之，單靠醫師的力量是不夠的。

醫師的工作是治療（Cure）病人的患處，而護理師的工作則是照護（Care）病人身為「人」的一切所需。替病人進行按摩、足

浴、手浴等，也是照護工作的一環，因此許多護理師會利用精油香氣讓病人放鬆，或是在按摩油裡添加精油，讓病人從皮膚吸收精油的成分，以達各種效果。

不過，上述照護方法目前尚未制度化，只能由各個護理師自主學習相關知識並加以實踐。因此，研究人員與醫療現場的醫事人員未來必須攜手合作，依照不同的症狀，確立最有效的精油使用方法。

精油相關的醫學研究與日俱增

圖6-1是在論文搜尋網站「PubMed」輸入「aromatherapy」（芳香療法）和「essential oil」（精油）這兩個關鍵字，將搜尋結果依年份排列後製成的圖表[*2]。由於關鍵字為芳香療法，因此研究主題除了香氣的功效外，也包括了按摩等經皮吸收的功效。

由圖可知，截至2023年，共有超過三萬四千篇研究論文，且在近十年來急速增加，可見人們愈來愈關注精油的功效。

在這些論文當中，以人類為對象的研究共有五百八十一篇，且

在2019年之後大幅增加。

　　若進一步分析上述論文涵蓋了哪些醫療領域，可得到如圖6-2所示的結果。論文篇數最多的是婦產科，共有一百一十一篇。我將在第七章詳細說明，有些精油的作用類似女性荷爾蒙，因此不少研究的主題都是利用精油來改善婦科症狀。此外，多年來芳香療法也實際用來緩解女性在月經、懷孕、更年期等人生各階段所面臨的問題，因此目前可說是正在慢慢累積科學證據的階段。

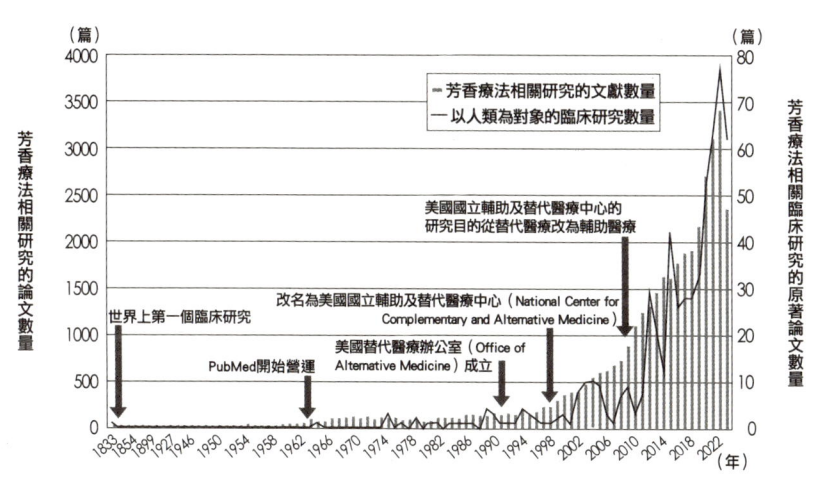

圖6-1　論文搜尋網站（PubMed）芳香療法相關論文數量之歷年比較。

論文篇數次多的是精神科／身心科，這代表第一章介紹的減輕壓力及焦慮，以及第二章介紹的提升睡眠品質效果，皆備受矚目。

論文篇數排名第三的是皮膚科，研究主題大多為精油塗抹在皮膚時的效果。

至於最多研究使用的精油，又是哪一種呢？答案是薰衣草。

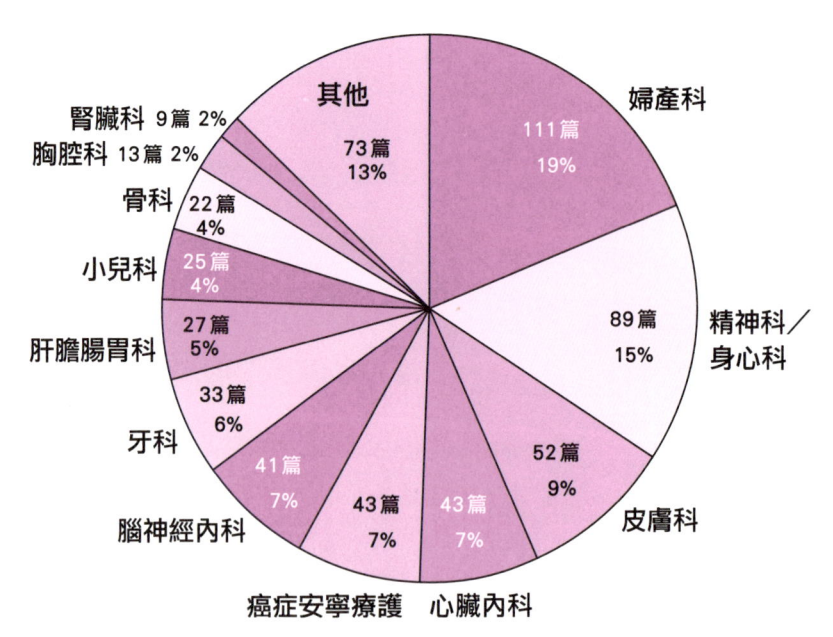

圖6-2 醫學芳香療法相關研究在各醫療領域的比例。

在五百八十一篇芳香療法相關臨床研究中，共有二百五十九篇使用薰衣草，占了絕大多數。薰衣草本來就是芳香療法中經常使用的精油，再加上一般而言，既有的研究成果愈多，新的研究資料就愈容易解釋，因此未來勢必會繼續增加。篇數排名在薰衣草之後的，依序為玫瑰（四十四篇）、歐薄荷（三十九篇）、茶樹（三十二篇）（圖6-3）。

能預防傳染病的精油

如前所述，香氣的功效很難透過科學方式驗證，不過，假若不是透過鼻子聞嗅，而是探討精油塗抹在皮膚時或飲用時的效果（雖然在本地尚未獲得許可，但是歐洲國家可以將精油作為藥物開立），就能像其他藥物一樣利用細胞來進行研究，或利用雙重盲測（請參考專欄⑥）進行臨床試驗。因此，目前大部分研究探討的都是透過皮膚或消化器官吸收精油成分的效果，而非香氣的功效。

這些探討從皮膚或消化器官吸收精油成分的研究，證實了精油在醫療現場也能發揮立竿見影的效果，例如預防疾病、減緩疼痛等。本書的主題是植物的香氣，接下來的內容或許稍嫌離題，但倘若各位對精油有興趣，相信這些資訊一定能派上用場。

精油名稱	學名	論文數量
薰衣草	*Lavandula angustifolia*	259
玫瑰	Rose, *Rosa damascena*	44
歐薄荷	*Mentha x piperita L.*	39
茶樹	*Melaleuca alternifolia*	32
苦橙	*Citrus aurantium*	25
檸檬	*Citrus limon*	24
迷迭香	*Salvia rosmarinus*	19
香檸檬	*Citrus bergamia*	16
洋甘菊	*Matricaria chamomilla*	16
乳香	*Boswellia*	8
芳香療法相關臨床研究		581

圖 6-3　各種精油之臨床研究數量（截至2022年刊載於PubMed者）。

首先要介紹的是精油的抗菌及抗病毒效果。

根據過去的研究，我們已知不少精油的成分具有殺菌消毒的功效。如果各位有機會閱讀詳列精油功能的書籍，可以數數看大約有幾種精油的說明裡寫著「抗菌效果」，相信結果一定會超乎各位的想像。

最具代表性的例子，就是烹飪時經常使用的香料：百里香、迷迭香、羅勒、歐薄荷、檸檬香茅等等。第四章介紹的Camphor，是杉木精油裡富含的物質，俗稱樟腦，具有防蟲功能。柑橘屬香氣中富含的檸檬烯成分，也具有抗菌效果。

為什麼有這麼多植物的精油具有抗菌及抗病毒的功效呢？這是因為植物要自我保護的關係。植物為了生存下去，也必須跟病原體奮戰，而這些具有抗菌效果的物質，就是它們的武器。

精油的抗菌、抗病毒效果已經獲得許多研究證實，在此介紹一些具有代表性的研究成果。

迷迭香

- 抑制人類免疫缺乏病毒（HIV）的感染[3]。
- 抑制A型肝炎病毒的活性[4]。
- 對B型肝炎病毒具有抗病毒活性[5]。
- 可穿透痤瘡桿菌之細胞膜，破壞痤瘡桿菌的細胞[6]。

檸檬香茅

- 對流感病毒具有高度抗病毒活性[7]。

茶樹

- 能破壞金黃色葡萄球菌的細胞膜及細胞壁構造[8]。
〔茶樹的人體臨床試驗〕
- 讓一百一十九名痤瘡患者連續塗抹5％的茶樹精油凝膠三個月，結果顯示其消炎作用與痤瘡治療藥物相同[9]。
- 讓一百二十六名輕度至中度頭皮屑患者每天使用含有5％茶樹精油的洗髮精洗頭，連續四週後，頭皮狀態獲得改善[10]。
- 讓三十名身體健康的受試者每天使用含有2％茶樹精油的漱

口水漱口一次，連續七天後，齲齒的主要病原菌轉糖鏈球菌（Streptococcus mutans）及口腔細菌皆有減少[11]。

- 讓四十名身體健康的受試者每天使用牙刷將含有2.5％茶樹精油的凝膠塗抹於牙齦兩次，連續八週後，齒間乳突出血及牙齦炎皆有減輕[12]。

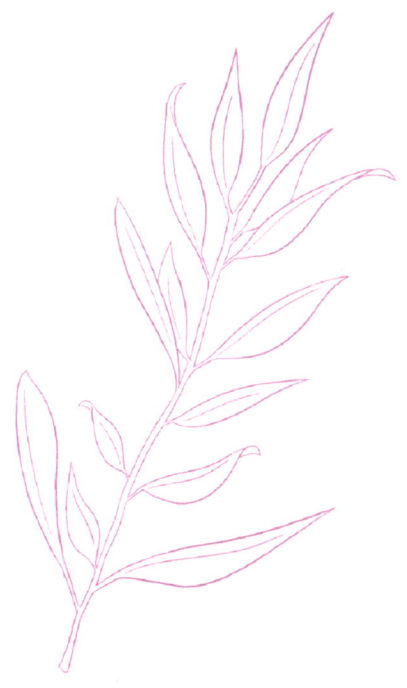

圖6-4　茶樹（Tea tree）／桃金孃科的喬木。葉片散發清爽且略帶清涼感的香氣。

這些茶樹精油的相關研究，顯示了精油的抗菌及抗病毒功效未來可以運用在哪些地方。

茶樹是澳洲原生的常綠植物，之所以被稱為「tea」（茶）「tree」（樹），是因為過去人們喜歡用它的葉片沖茶飲用。澳洲原住民受傷或皮膚不適時，會將茶樹的葉片搗碎後塗抹在患處。

除了抗菌、抗病毒效果之外，一般認為茶樹也能刺激人體的免疫系統，增進抵抗力。將茶樹精油塗抹於皮膚，可以改善痤瘡、足癬、蝨病、割傷、蚊蟲叮咬等各種症狀，不過目前還沒有像藥品一樣大規模的臨床研究。

在上述背景之下，茶樹精油的相關研究在皮膚科領域相當盛行。圖6-3顯示茶樹相關的論文共有三十二篇，其中有一半出自皮膚科領域。

期待未來的研究成果能為傳統醫學提供佐證。

能減輕疼痛的精油

有些植物所含的成分,具有減輕疼痛的效果。

能減輕疼痛的植物成分當中,最為人所知的就是「嗎啡」(Morphine)。嗎啡是一種毒品,成癮性極強,因此製造和使用都必須遵守法律的規定,但由於它具有強力的止痛效果,因此也是醫療現場不可或缺的藥物。

嗎啡是從罌粟(圖6-5)這種植物提煉出來的,從插圖或許看不太出來,其實它是高達1公尺的大型植物。

事實上,許多藥物、毒物或毒品,都源自植物成分。在醫療現場,也有許多人針對精油或芳香療法與疼痛的關係進行臨床研究。

自古以來,人們就經常使用芳香療法來舒緩疼痛,其中有些療法甚至流傳至今,成為傳統醫學。圖6-2顯示骨科領域的相關研究共有二十二篇,由此可知骨科領域非常積極採用芳香療法來作為輔助醫療。

減輕疼痛的效果，在醫學上稱為「止痛效果」，不過即使同樣是止痛，不同物質發揮作用的路徑也不盡相同。

在芳香療法中，減輕疼痛的方法會依患處和病人的狀態而異，

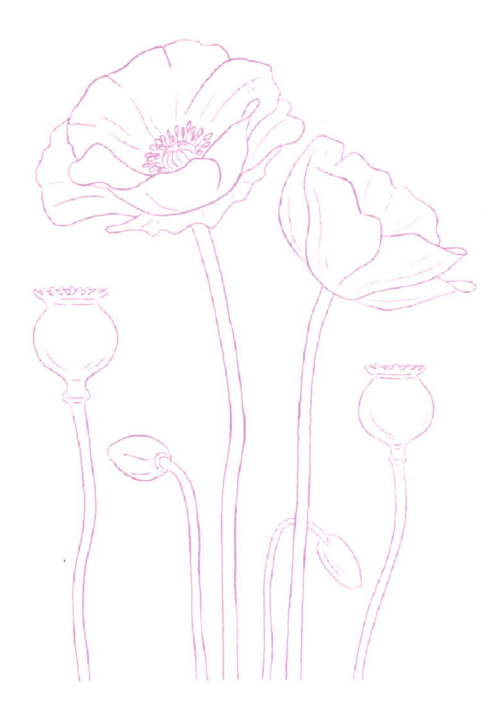

圖6-5 罌粟（Poppy）／罌粟科一年生草本。未成熟果實的乳汁可製成鴉片，再以鴉片提煉出嗎啡。

有時是使用添加了精油的按摩油按摩患處，有時是把精油滴在熱水中，進行精油泡澡或足浴，有時則是讓病人嗅吸香氣。用於按摩或泡澡時，除了香氣的效果之外，精油的成分還會透過皮膚直接作用於患處，消除造成疼痛的發炎現象。目前已有大量研究證實，許多精油成分都能直接進入患處，發揮消炎止痛的效果。

巴西的研究團隊在2015年發表了一篇系統性文獻回顧研究報告。他們鎖定透過動物實驗探討精油止痛作用的研究，收集了在2009年至2014年之間發表的文獻，進行分析，最後確認共有三十一種精油具有止痛效果[13]。

上述精油中，有許多植物是我們並不熟悉的，在此就不逐一介紹，不過包括檸檬、檸檬香茅、薑等植物的精油，都在研究中被證實具有止痛效果。

多年前，我曾與骨科的千葉直樹醫師共同進行一項研究，當時我們以三十名因手臂骨折而接受手術的病人為對象，實施精油按摩[14]。

我們在15克不含油的保溼凝膠中加入薑、馬鬱蘭、伊蘭伊蘭

精油各兩滴,製成精油凝膠,用於按摩。此外,自手術結束一週後起,受試者也同時以熱水進行手浴。

馬鬱蘭(圖6-6)是生長在地中海地區的多年草本,在義大利

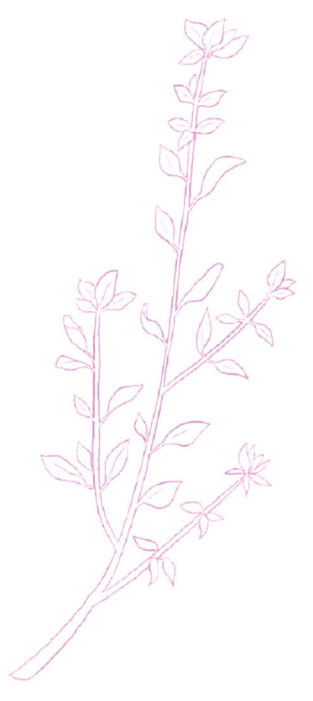

圖6-6　馬鬱蘭(Marjoram)／唇形科多年生草本。全株帶有香氣及苦味,從古希臘羅馬時代開始就是人們常用的香料。

料理中經常作為香料使用。據說馬鬱蘭的香氣能令人放鬆,成分也具有止痛效果。

我們將三十名病人隨機分成三組,第一組不做任何處置(對照組),第二組使用一般保溼凝膠按摩,第三組則使用精油凝膠按摩。從手術完成後的隔天開始,每天按摩手臂一次,每次十分鐘,共持續兩週。

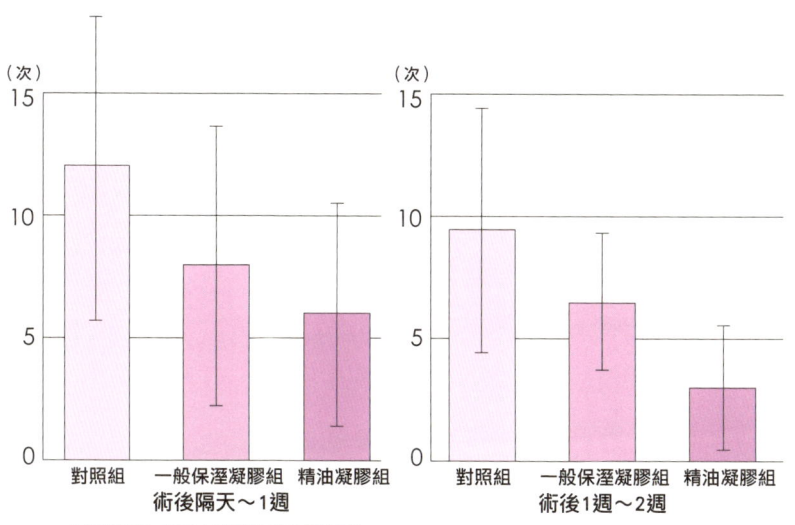

*各段期間內使用止痛藥物的次數總和
*無論是口服、外用、塞劑、注射,皆以1次計算

圖6-7 精油按摩應用於骨折病人之臨床試驗(術後止痛藥物使用次數變化)。

實驗結果如圖6-7所示，以精油凝膠按摩的組別，使用止痛藥物的次數減少最多，且相較於使用一般保溼凝膠的組別，減少的次數具有統計學上的顯著差異。此外，從圖中也可以看出按摩本身的效果：以一般保溼凝膠按摩的組別，使用止痛藥物的次數少於不做任何處置的對照組。

這份研究證實精油凝膠按摩可以減輕骨折造成的疼痛。

有減輕疼痛需求的，當然不只是骨科的病人，接下來我要介紹一份伊朗研究團隊針對糖尿病患者進行的臨床試驗，此研究論文發表於2021年[15]。

該研究的目的，是想闡明使用薰衣草精油進行按摩是否能減輕糖尿病患者的神經痛。糖尿病患者經常出現腳趾及腳底疼痛或麻痺的症狀，這種慢性疼痛會降低病人的生活品質（QOL），導致病人活動力下降、產生睡眠障礙。

研究團隊將七十五名糖尿病患者分成三組，第一組使用含有3％薰衣草精油的按摩油，第二組使用不含精油的按摩油，兩組皆在睡前進行足部按摩十分鐘，持續一個月；第三組則沒有進行按

摩。實驗結果顯示，相較於其他組別，使用薰衣草精油按摩的第一組受試者疼痛明顯減輕，QOL 也提升了。

精油按摩是芳香療法中常見的手法，當然純粹的按摩也可以減輕疼痛，但若搭配效果經過科學驗證的精油，相信照護的效果一定更顯著。

八重櫻「五泉櫻」的成分能使腫瘤縮小

本章的最後，我要介紹一項與日本植物有關的研究。

該研究鎖定的植物，就是日本人每年都引頸期盼的櫻花。櫻花遍布日本全國各地，每到春天就會綻放美麗的花朵，賞櫻活動可說是日本的春季風情畫。

除了花朵之外，櫻花的葉子也和日本人的生活密不可分。日本人自古以來就使用櫻花樹葉來製作傳統甜點，例如廣受大眾喜愛的「櫻餅」，就是以鹽漬櫻花樹葉包裹染成粉紅色的麻糬製成。

根據研究，櫻花的花朵及樹葉，都含有可以鎮定、放鬆心情的

成分，同時具有改善失眠及化痰的功效。此外，自古人們就利用以櫻花樹葉煮沸製成的萃取液來預防皮膚乾燥，也有研究報告顯示它可以緩解皮膚發炎、抑制黑色素形成。

在各種櫻花當中，我們鎖定生長在新潟縣五泉市的八重櫻「五泉櫻」，徹底分析其樹葉所含的成分[16]。為了盡量使萃取出的成分呈現最自然的狀態，我們採用低溫真空萃取法，也因此獲得了含有大量芳香物質的五泉櫻萃取液。

我們使用體外培養的人類癌細胞來進行實驗，探討櫻花葉萃取液對人體產生的作用。實驗結果顯示，癌細胞在一般培養條件下會增生，然而注入五泉櫻的萃取液後，癌細胞的增生就受到了阻礙，萃取液甚至可誘使癌細胞死亡。

由上述結果可知，五泉櫻樹葉的萃取物中含有某種能影響人類癌細胞的新成分，只不過，這是直接將萃取物注入癌細胞後得到的結果，我們並無法確認食用櫻餅的葉子，是否也同樣具有抗癌的功效。話說回來，在植物裡找到人類至今尚未利用的成分，想必能為抗癌新藥的研發拓展更多可能性。

關於精油的防癌功效，還需要累積更多科學證據，但許多香氣和精油確實可以在癌症的治療過程中幫上忙（在我的上一本著作《「香氣」為何能影響大腦》裡也有介紹）。

香氣可以舒緩人們的焦慮和壓力，提升睡眠品質，精油按摩也可以減輕癌症造成的疼痛。

在全國有許多國民罹患癌症的現代，植物香氣可以做到的，或許還有很多很多。

總結

❖ **具有抗菌、抗病毒功效的精油**
迷迭香、檸檬香茅、茶樹。

❖ **可減輕疼痛的精油**
薑、馬鬱蘭、伊蘭伊蘭、薰衣草。

注

＊1　Karadag E. et.al., "Effects of aromatherapy on sleep quality and anxiety of patients." *Nurs Crit Care*, 2017, Mar; 22(2), 105-112

＊2　Kayashima Ryo et.al., "Trends and Challenges of Research on Medical Aromatherapy." *Bulletin of Dokkyo Medical University School of Nursing*, 2019, Vol.12

＊3　Aruoma O I. et al., "An evaluation of the antioxidant and antiviral action of extracts of rosemary and Provençal herbs." *Food Chem Toxicol*, 1996, May; 34(5), 449-56

＊4　Battistini R. et al., "Antiviral activity of essential oils against Hepatitis A Virus in soft fruits." *Food Environ Virol*, 2019, Mar; 11(1), 90-95

＊5　Tsukamoto Y. et al., "Rosemarinic acid is a novel inhibitor for Hepatitis B virus replication targeting viral epsilon RNA-polymerase interaction." *PLoS One*, 2018, May, 21; 13(5), e0197664

＊6　Fu Y. et al., "Investigation of antibacterial activity of rosemary essential oil against Propionibacterium acnes with atomic force microscopy." *Planta Med*, 2007, Oct; 73(12), 1275-80

＊7 Li X. et al., "Melaleuca alternifolia concentrate inhibits in vitro entry of influenza virus into host cells." *Molecules*, 2013, Aug, 9; 18(8), 9550-66

＊8 Reichling J. et al., "Essential oils of aromatic plants with antibacterial, antifungal, antiviral, and cytotoxic properties--an overview." *Forsch Komplementmed*, 2009, Apr; 16(2), 79-90

＊9 Bassett B. et al., "A comparative study of tea-tree oil versus benzoylperoxide in the treatment of acne." *Med J Aust*, 1990, Oct, 15; 153(8), 455-8

＊10 Satchell A C. et al., "Treatment of dandruff with 5% tea tree oil shampoo." *J Am Acad Dermatol*, 2002, Dec; 47(6), 852-5

＊11 Groppo F C. et al., "Antimicrobial activity of garlic, tea tree oil, and chlorhexidine against oral microorganisms." *Int Dent J*, 2002, Dec; 52(6), 433-7

＊12 Soukoulis S. et al., "The effects of a tea tree oil-containing gel on plaque and chronic gingivitis." *Aust Dent J*, 2004, Jun; 49(2), 78-83

＊13 Sarmento-Neto JF et.al., "Potential of Essential Oils." *Molecules*, 2016, Jan, 21(1), 20

＊14 Chiba Naoki et.al., "Transdermal anti-inflammatory effects of essential oils for pain. --The animal experiments with Randall Selitto method using PAM device." *Journal of Japanese Society of Aromatherapy*, 2013, 12(1), 12-19

＊15 Rivaz M. et. al., "The effects of aromatherapy massage with lavender essential oil on neuropathic pain and quality of life in diabetic patients: A randomized clinical trial." *Complement Ther Clin Pract*, 2021, Aug; 44: 101430

＊16 Shibato J. et. al., "Towards identification of bioactive compounds in cold vacuum extracted double cherry blossom (Gosen-Sakura) leaves." *Plant Signal Behav*, 2019; 14(10): e1644594

專欄⑥香氣的功效為何難以獲得科學證據？

　　在研發新藥或新療法時，研究團隊通常會藉由體外培養的細胞或動物實驗來驗證效果，最後再進行人體實驗，確認藥效、療效及副作用。這種以人體為對象進行的實驗，稱為「臨床試驗」；在日語中，開發新藥時進行的臨床試驗，稱為「治驗」。

　　在大多數的臨床試驗中，都會使用對人體沒有特別影響的安慰劑（Placebo）作為對照，以利客觀地評估藥效或療效。參加臨床試驗的受試者並不會知道自己服用的是真的藥物還是安慰劑，因為倘若受試者知道自己有沒有服藥，就可能產生先入為主的想法，導致試驗結果受到心理影響而失準。

　　這種心理影響生理的作用已獲得科學證實，稱為「安慰劑效應」。也就是說，假設一位深受病人信賴的名醫開了一包藥給病人，並保證這包藥絕對有效，那麼即使膠囊裡裝的只是普通的砂糖，病人的症狀也可能會改善。

　　安慰劑效應本身並非壞事，人們得知「薰衣草精油可以減輕壓力」之後，使用薰衣草精油時的效果，說不定會比之前來得好。相信在心理作用的影響下，減輕壓力的作用應該會更大。

　　不過，在單純想評估藥效或療效時，若出現安慰劑效應，就看不出真正的效果了。為求符合科學精神，進行實驗時必須設置「對

照組」，用來和被賦予變因的「實驗組」做比較。不讓參加實驗的受試者知道自己屬於哪一組的實驗方法，稱為「盲測法」，在藥物臨床試驗中，一般會請受試者服用外觀與真正的藥物幾乎相同、但成分並非藥物的安慰劑。

如果希望試驗結果更精準，那麼就連負責投藥和評斷結果的研究人員，也不會知道自己評斷的受試者屬於哪一組，這種方式就稱為「雙重盲測法」。

假如做實驗的研究人員知道受試者服用的是新藥或安慰劑，同樣難免會產生先入為主的想法，畢竟受試者服用的是自己費盡心力研發出來的藥物，會想找出證據來證明其效果，也是人之常情。因此，為了避免這種狀況，就連負責做實驗的研究人員也不能知道受試者的組別。

那麼，究竟該如何確認實驗結果呢？答案是：請沒有直接接觸過受試者的第三方來進行解析。如此一來，實驗結果就能更貼近不帶主觀意見的科學證據了。

想讓新藥獲得認可，就必須進行大規模的臨床試驗。雖然臨床試驗非常耗費金錢和時間，不過目前已在社會上廣泛使用的藥物和療法，全部經過上述嚴密的檢驗，無一例外。

順帶一提，以上說明的是藥品的檢驗過程，若是被歸類為「食品」的產品，就無須進行如此嚴格的試驗。以藥物的標準進行大規

模臨床試驗,需要花費的成本太高,因此絕大部分的食品,僅需進行體外細胞實驗、動物實驗或以少數受試者為對象的人體試驗,便能獲得認可。

體外細胞實驗和動物實驗的結果,可以用來推測當人體攝取該成分時可能產生的作用,可說是極為寶貴的資料。研究人員在研發藥物或探討藥理作用的基礎研究階段,也經常使用在體外培養的細胞做實驗,人體是由細胞組成的,能對人體帶來影響的物質,當然也會對我們的細胞產生作用,因此,只要將藥物注入細胞,仔細觀察細胞的反應,就能掌握藥物對人體造成的影響。

即使沒有進行大規模的人體臨床試驗,只要確定食品所含的成分對細胞或動物能發揮作用,便可期待該成分對人體也有相同的效果。

只不過,由於缺少了如藥物一般縝密的試驗,在宣傳商品時,廣告裡絕對不能提到「身體會產生變化」等暗示療效的詞句。就算是含有改善便祕成分的商品,也不能寫「改善便祕」,而必須使用「讓您每天早上都很順暢」這種敘述方式。若用這樣的視角來觀察各種營養補充品或保健食品的廣告,會發現相當有趣。

香氣成為藥品的可能性有多大呢?我們很難對香氣進行雙重盲測的臨床試驗,因為如果是藥物,我們還可以準備從外觀上無法區別的安慰劑,但是香氣就行不通了。不論是與無臭無味的組別相

比，或是與聞嗅其他香氣的組別相比，受試者都可以知道自己聞到的是何種香氣（或是沒有聞到任何氣味）。

此外，香氣和由人體吸收的藥物不同，芳香物質會與鼻腔內的嗅覺受器結合，產生電訊號，再對大腦產生作用，也就是必須透過神經細胞網路來發揮效果。因此，我們無法像研究其他藥物時一樣，使用體外培養的人類細胞來進行香氣的實驗。我們或許可以研究出香氣分子是如何與嗅覺受器結合的，然而光憑一個細胞，仍然無法釐清大腦內部產生了什麼變化，以及對身體造成什麼影響。

從天然植物萃取的精油裡，含有許多不同的成分，就算以同一種植物製成的精油，也可能因為植物個體的生長條件不同，導致成分的組成不一。因此，當實驗出現不同的結果，便很難探究原因。

另一個問題是，香氣的效果很容易受到當事人的好惡左右。

綜上所述，儘管目前幾乎沒有如藥品一般嚴謹的科學證據可以證明香氣的功效，但那並不代表香氣不具功效。一直以來都有許多研究團隊持續研究香氣對人體的影響，探討香氣作用的機制。

雖然我們很難百分之百客觀地驗證香氣的功效，但是相對地，當我們聞到香氣的瞬間，主觀的心情確實會受到影響。換言之，香氣最大的優勢，就是每個人都能找到讓自己感到最舒服、最愉快的氣味。

07
CHAPTER

守護女性
身心的香氣

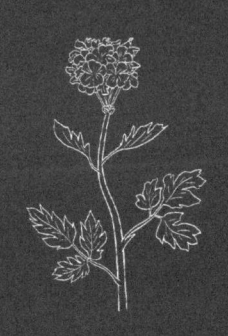

女性的健康與植物的香氣密切相關

第六章的圖6-2，統計了各醫療領域研究芳香療法的論文篇數，其中數量最多的就是婦產科，可知婦產科是積極採納芳香療法的臨床領域之一。

在日本，芳香療法的主要應用領域為美體、按摩，因此相較於男性，對芳香療法抱有興趣的女性本來就比較多。自古以來，人們就經常利用芳香療法來減緩婦科疾病的症狀，如月經失調、經前症候群、更年期障礙等，這些應用後來也發展成為民俗療法。過去基於經驗被認為有效的芳香療法，如今已獲得科學研究佐證，人們也持續摸索如何更有效地運用香氣的效果。

上述的婦科疾病，跟女性荷爾蒙的平衡有著密不可分的關係。

一聽到「荷爾蒙」，各位或許會先聯想到燒肉[3]，不過這裡的荷爾蒙並不是指食物，而是人類體內分泌的一種訊號傳遞物質。

3　譯注：日語中燒肉的食材「內臟」發音近「hormone」。

在前面介紹壓力荷爾蒙的章節裡，我曾經提到荷爾蒙是由位於大腦深處的腦下垂體所分泌的。人體分泌多巴胺、血清素等神經傳導物質，是為了調節腦內神經細胞的交流，而荷爾蒙則是會隨著血液流到全身。話雖如此，這種區分方式其實不夠精準，例如腎上腺素就既是荷爾蒙，同時也是神經傳導物質。另外，由於神經傳導物質是對大腦產生作用的訊號傳遞物質，因此有時也稱為「腦內荷爾蒙」。

　　總而言之，各位只要想像荷爾蒙會隨著血液流到全身，應該就比較容易理解。大腦分泌荷爾蒙，就好比將一個特定的訊號裝進瓶子，扔到大海裡。血液的流動有固定的方向，因此或許用河川來比喻會比大海更貼切。神經傳導物質會一口氣被釋放在特定的部位，但荷爾蒙是隨著血液流動，所以訊號需要多一點時間才能抵達目的地。

　　不過，這種裝在瓶子裡的訊號非常強，不同種類的荷爾蒙，傳遞的訊號也不同，例如人體會在青春期大量分泌男性荷爾蒙和女性荷爾蒙，讓身體的外觀和功能依照性別慢慢產生變化。

　　荷爾蒙的強制力是無法抵抗的，例如，若在男性身上定期注射

女性荷爾蒙，這名男性的乳房就會膨脹，體毛和鬍子也會減少；相反地，如果在女性身上定期注射男性荷爾蒙，這名女性的肌肉就會增加，體型也會慢慢變得接近男性。這種改變需要許多部位的細胞一起產生變化，才有辦法達成。血液會流遍全身上下的細胞，當細胞接到荷爾蒙帶來的訊號，就會遵照訊號的指示，扮演好自己的角色。

分泌荷爾蒙的部位是腦下垂體，不過指示腦下垂體分泌荷爾蒙的則是大腦的下視丘。香氣的訊號會進入下視丘，因此一般推測香氣或許也具有調節荷爾蒙分泌的功能。

女性荷爾蒙包括「雌激素」（Estrogen）和「黃體素」（Progesterone），兩者交互活化，形成規律。一旦女性荷爾蒙產生變動或減少，可能會導致身心狀態不佳。

這個時候，只要借助芳香療法的力量，善加利用香氣和精油，便能重整女性荷爾蒙的分泌，減輕焦慮和壓力，緩解疼痛。

快樂鼠尾草精油具有類似雌激素的效果

提到最能呵護女性健康的精油,一般人最先想到的應該就是「快樂鼠尾草」吧。快樂鼠尾草和薰衣草一樣屬於唇形科,外型就

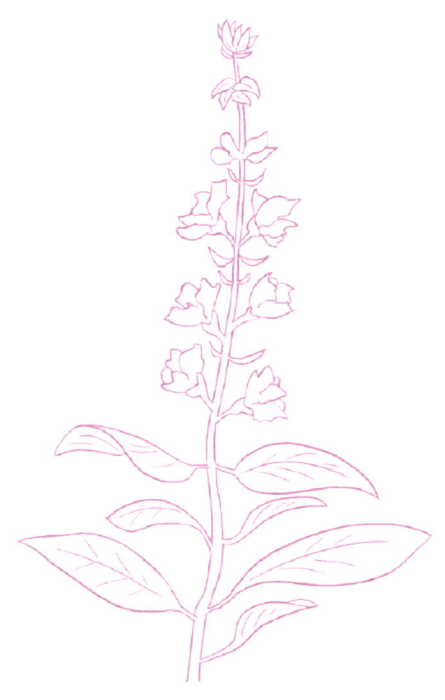

圖7-1　快樂鼠尾草(Clary Sage)/唇形科多年生草本。原產於歐洲南部,最高可達1公尺。日語別名為「オニサルビア」(ONISARUBIA)。

像是放大版的薰衣草，從圖7-1也許看不太出來，實際上它的高度約為60公分至1公尺。

快樂鼠尾草有「女性專屬精油」之稱，經常用於緩解月經相關的各種問題。一位長期實踐芳香療法的婦產科醫師表示，他會利用快樂鼠尾草幫助病人減輕經痛，或改善經前因荷爾蒙失調而引發的各種不適。

橫濱市立大學的研究團隊在2021年發表了一份研究報告，表示他們使用快樂鼠尾草精油進行芳香療法，成功改善了更年期女性的「熱潮紅」（Hot flash）症狀[*1]。這份研究最有意思的部分，就是研究團隊比較了快樂鼠尾草用於經皮吸收（塗抹於皮膚上，讓皮膚吸收）與擴香時，效果是否有所差異。

快樂鼠尾草精油能夠緩和女性特有症狀的原因之一，是因為快樂鼠尾草精油中含有一種名為「香紫蘇醇」（Sclareol）的物質。香紫蘇醇的結構式與女性荷爾蒙中的雌激素類似，因此一般認為透過皮膚將其吸收至體內時，可以產生如同雌激素一般（類雌激素）的作用。

出現更年期障礙的原因，是由於女性在停經的過程中，女性荷爾蒙逐漸減少的緣故，因此一般會透過補充女性荷爾蒙來進行治療。若將快樂鼠尾草精油塗抹於皮膚，或許可以期待相當於補充雌激素的效果。

然而，橫濱市立大學的研究團隊比較了「經皮吸收＋擴香」與「僅有擴香」這兩組後，發現兩者的改善效果並沒有顯著的差異。研究團隊分析，熱潮紅症狀之所以獲得改善，可能是快樂鼠尾草和薰衣草一樣含有能活化副交感神經的芳樟醇，因此抑制了交感神經的關係。

芳香療法的效果，會受到精油所含的成分、吸收途徑，以及與香氣無關的按摩等眾多因素影響，因此很難判斷效果究竟來自哪一個因素。不過實際執行芳香療法時，讓患者直接嗅吸香氣遠比用精油替患者按摩輕鬆，因此對執行者來說，上述結論可說意義重大。

目前已有許多研究報告證實快樂鼠尾草精油可以改善月經失調、經前症候群、更年期障礙等症狀，只是此效果是否來自香紫蘇醇的類雌激素作用，則尚待科學驗證。

孕婦應避免使用的精油

快樂鼠尾草所含的香紫蘇醇，是否會在女性的體內發揮類似雌激素的功效，目前還沒有充分的證據可以證明，不過在某些情況下，保險起見，我們應該假設答案是肯定的——那就是使用在孕婦身上的時候。

倘若快樂鼠尾草真的具有類雌激素的作用，那麼使用在孕婦身上，將有導致流產的風險。除了快樂鼠尾草之外，還有許多精油成分疑似具有類雌激素的作用，例如富含反式茴香腦（Trans-anethole）的甜茴香與洋茴香等，也都嚴禁用於孕婦。

荷爾蒙依賴型癌症與乳癌病人，也應該避免使用具有類雌激素作用的精油。此外，我們也必須考慮精油對胎兒的影響。一般認為會對胎兒造成負面影響的精油成分，包括：樟腦、檸檬醛、水楊酸甲酯等。

在懷孕、哺乳期間應避免的精油，請參考圖7-2所示。

上述假設的成分吸收途徑大多為經皮吸收，不過即使只是擴

精油	
洋茴香（Anise）	甜樺（Sweet birch）
八角茴香（Star Anise）	歐芹葉（Parsley leaf）
冬青（Wintergreen）	牛膝草（Hyssop）
海苦艾（Sea wormwood）	檜葉（Hiba wood）
白苦艾（White wormwood）	小白菊（Feverfew）
奧勒岡（Oregano）	甜茴香（Sweet Fennel）
肉桂（Cinnamon cassia）	苦茴香（Bitter Fennel）
胡蘿蔔籽（Carrot seed）	黑種草籽（Black seed）
木香（Costus）	胡薄荷（Pennyroyal）
藍絲柏（Blue cypress）	芳樟（Ho leaf）
阿爾卑斯苦艾（Genepi）	洋茴香香桃木（Aniseed myrtle）
桂皮（Cinnamon Bark）	艾草（Mugwort）
西班牙鼠尾草（Spanish sage）	沒藥（Myrrh）
達爾馬提亞鼠尾草（Dalmatian sage）	西洋蓍草（Green Yarrow）
牡荊（Chaste tree）	西班牙薰衣草（Spanish lavender）
崖柏（Thuja）	芸香（Rue）
印度蒔蘿（Indian dill seed）	苦艾（Wormwood）

圖 7-2　懷孕及哺乳期間不宜使用的精油（摘錄自《精油安全指南　第二版》(*Essential Oil Safety*)，羅伯特・滴莎蘭德（Robert Tisserand）、羅德尼・揚（Rodney Young）著，p.236，表11.1，FRAGRANCE JOURNAL出版，2018）。

香，該成分仍或多或少會經由鼻腔或肺部進入體內。

　　香氣有助於放鬆心情、**轉移**注意力、減少焦慮，從各方面看來對孕婦都有助益；此外，孕婦不宜服用的藥物也不少，因此在孕婦照護上，芳香療法可說是一種較為理想的選項。精油的種類繁多，請避開圖7-2中列舉的種類，使用其他精油即可。

香氣能緩解更年期諸症狀的原因

　　女性荷爾蒙會隨著年齡產生變化，尤其是雌激素的分泌量，與女性的健康有密切的關係（圖7-3）。在停經前後五年間，女性體內的雌激素會大幅減少，因此很容易出現各種身心不適的症狀，影響日常生活，這便是所謂的更年期障礙。

　　更年期障礙的症狀很多，最具代表性的就是因為無法調節體溫而出現的「熱潮紅」。除了生理上的症狀外，有些人也會覺得抑鬱、無精打采、焦慮、孤獨。

　　上述症狀的嚴重程度因人而異，有些人的症狀很輕微，完全稱不上是障礙。除了症狀的嚴重程度，每個人出現的症狀種類也不

同,因此「難以獲得他人的體諒」,也是女性在面對更年期障礙時的苦惱之一。

為什麼這些乍看之下毫無關聯的症狀會接連出現呢?

更年期障礙的發生,是因為雌激素的分泌量已經逐漸減少,腦

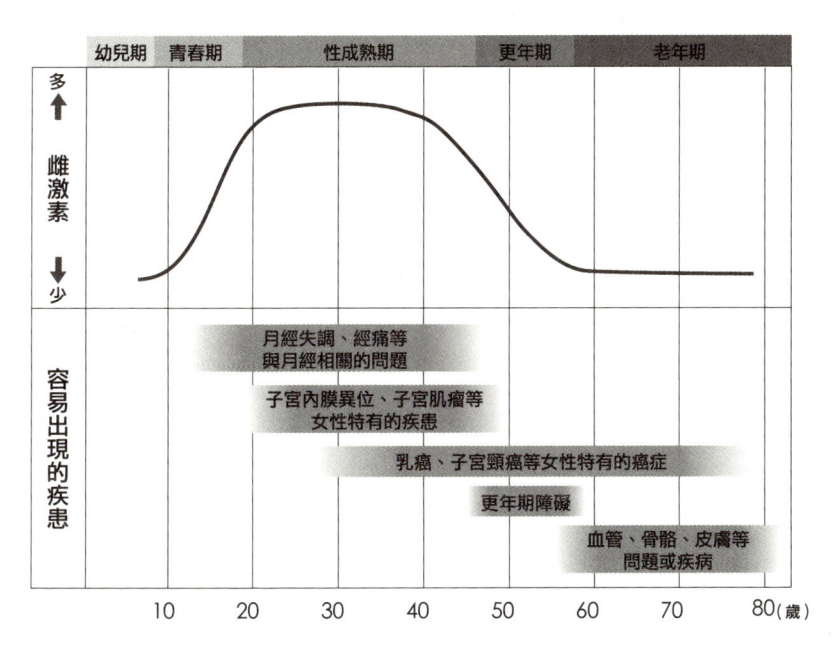

圖 7-3　女性各人生階段的雌激素分泌量及容易出現的疾患(資料出處:「女性健康實驗室 Mint+」網站)。

下垂體卻依然努力想製造出雌激素，導致自律神經混亂，無法正常調節身體機能的關係。

自律神經掌控著全身，一旦自律神經失調，全身上下就會出現問題。

自律神經包括交感神經與副交感神經，能對兩者造成影響的植物香氣，可以說是解決更年期障礙的良方。

伊朗的研究團隊在2012年發表了一份研究報告[2]，此研究將九十名為了治療更年期障礙而在婦產科就診的病人分為三組，第一組使用不含精油的一般按摩油進行按摩，第二組使用含有精油的按摩油進行芳療按摩，第三組則沒有進行按摩。研究中使用的精油，是先將薰衣草、天竺葵、玫瑰、迷迭香以4：2：1：1的比例製成混合精油，再加入基底油，調製成3％的按摩精油。

實驗結果顯示，比起沒有進行按摩的第三組，進行了按摩的第一組和第二組，更年期症狀皆有減輕。而相較於不含精油的第一組，以精油進行芳療按摩的第二組，效果更為顯著。

適合「近更年期」的香氣

　　日本女性的平均停經年齡約為五十歲，每個人的更年期症狀不一，嚴重程度也有很大的差異，但平均而言主要出現在四十五

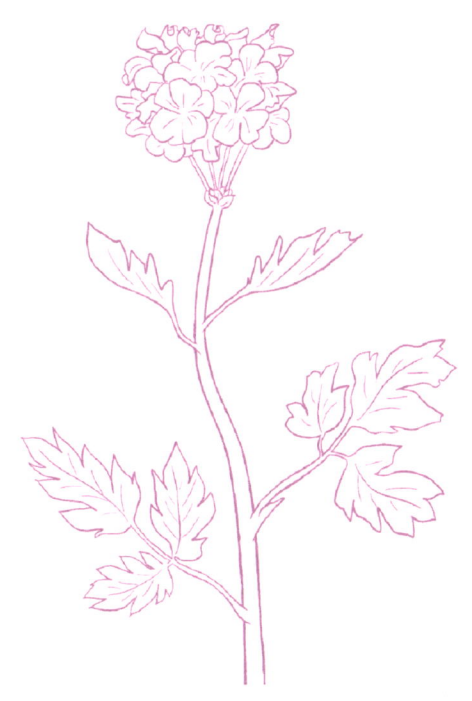

圖7-4　天竺葵（Geranium）／牻牛兒苗科多年生草本。易種植，只要氣溫夠高，一整年都會開花，因此有許多園藝品種。

至五十五歲之間。不過，如圖7-3所示，女性的雌激素大約從停經的十年前就會開始減少，有些女性在更年期來臨之前的三十五至四十五歲之間，也會出現類似更年期的身心不適症狀，這段期間稱為「近更年期」。

接下來要介紹的，是日本芳香環境協會的研究團隊在2017年發表的研究報告，該研究探討的是近更年期與香氣的關係[3]。

研究團隊請三十名四十至四十九歲的女性受試者每天嗅吸天竺葵精油一到兩次，每次十分鐘。

天竺葵是天竺葵屬植物的泛稱，通常會綻放紅色或粉紅色的美麗花朵。天竺葵的種類繁多，一般作為芳香療法精油的品種是Pelargonium graveolens，精油可從它的葉和莖萃取。由於其莖葉會散發與玫瑰相似的芳香，所以也稱為玫瑰天竺葵（Rose geranium）。

實驗結果顯示，受試者嗅吸天竺葵香氣後，焦慮獲得減輕，「憤怒—敵意」也有所改善。此外，有些受試者覺得自己變年輕了，有些受試者覺得食物變得更美味，可知天竺葵香氣對受試者的生活滿意度有正面的影響。

同時,研究也顯示天竺葵香氣可以調節更年期的女性荷爾蒙,改善抑鬱症狀。喜歡玫瑰香氣的人,或許可以試試。

芳香療法在婦產科的實踐

實際上,芳香療法在醫療現場究竟發揮了哪些效果呢?在東京都濟生會中央醫院所開設的芳香療法門診中,婦產科的谷垣禮子醫

疾患	症狀	主要使用的精油
經痛	指嚴重到影響生活起居的強烈經痛。一般認為疼痛的原因是前列腺素分泌過剩,導致血管收縮或子宮肌缺血。	洋甘菊、快樂鼠尾草、玫瑰、真正薰衣草等。
經前症候群	從月經前三〜十天開始出現腹痛、腰痛、頭痛、臉或腳部水腫、乳房漲痛、噁心,以及焦躁或憂鬱等情緒不穩的症狀。經期開始後,症狀就會慢慢減輕,最後消失。	真正薰衣草、天竺葵、羅馬洋甘菊、甜橙、快樂鼠尾草等。
更年期障礙	女性從四十五歲開始,卵巢功能就會逐漸低下,雌激素分泌量也會銳減。當身心跟不上荷爾蒙的變化,就會出現類似自律神經失調的症狀,包括熱潮紅、暈眩、心悸、盜汗、頭痛、肩頸痠痛、暴躁等。	快樂鼠尾草、綠花白千層、絲柏、真正薰衣草、甜橙等。

圖7-5 女性特有疾患與芳香療法中使用的精油。

師（現為國分寺婦科診所院長）自2004年起，展開了一項長達兩年的研究。

圖7-5是芳香療法適用的疾患及使用的精油。根據過往的經驗可知精油具有改善上述疾患的效果。

谷垣禮子醫師使用上述精油替患者進行足浴，並依不同疾患進行適合的精油按摩三十分鐘，同時請病人自行按摩，共持續一個月。

病人一個月後的恢復狀況如圖7-6所示。

「未恢復」的受試者，在更年期障礙項目中約占20％，在經痛項目中約占25％，不過整體看來，幾乎所有疾患的症狀都獲得改善。

既然芳香療法有機會改善這麼多症狀，那麼確實值得一試。更重要的原因是，目前治療更年期障礙的荷爾蒙補充療法，可能會產生副作用。

此外,荷爾蒙補充療法會在治療開始後數小時至數星期見效,但芳香療法則可能在聞到香氣的同時立刻實際感受到效果。

我們不可過度仰賴香氣的功效,真正不舒服時,當然必須盡快就醫,但我很推薦各位試試芳香療法,當作自我照護的方法之一。

無論身體出現什麼症狀,只要放鬆身心,就有可能舒緩。請打造一個充滿自己喜愛香氣的空間,用心傾聽身體的聲音。

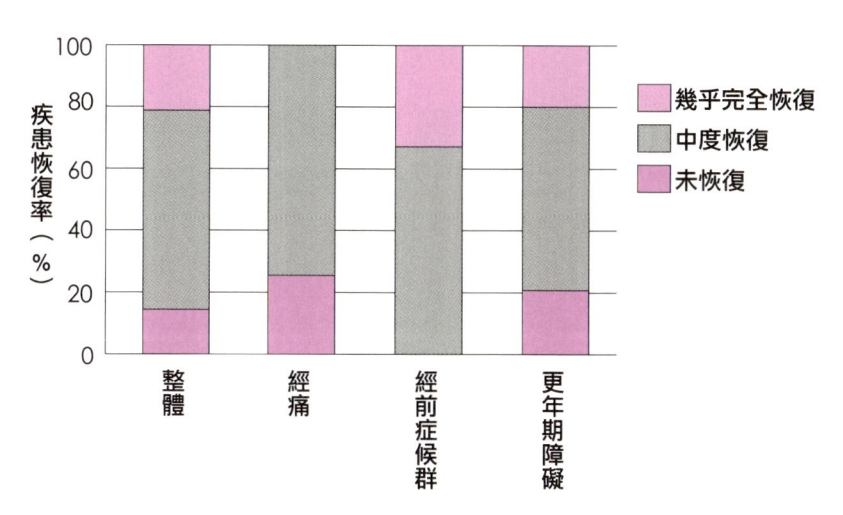

圖7-6　在芳香療法門診就診一個月後的疾患恢復率。

總結

❖ 可改善女性荷爾蒙相關問題的精油
　快樂鼠尾草、天竺葵、薰衣草。

注

＊1　Fujimoto Chihiro et. al., "Effect of percutaneous absorption of clary sage oil on menopause hot flashes." *Yokohama Journal of Nursing* (Web), 2021, 14, 52-60

＊2　Darsareh F et.al., "Effect of aromatherapy massage on menopausal symptoms: a randomized placebo-controlled clinical trial." *Menopause*, 2012, 995-9

＊3　Kumagai Chizu et.al., "Effect of olfactory stimulation using geranium essential oil on the quality of life and brain structure of women in their 40s." *Japan Journal of Aromatherapy*, 2017, Vol. 18, 1-7

08
CHAPTER

提升運動表現的香氣

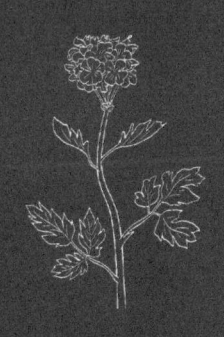

運動員的智慧帶給我們的啟示

前面已經介紹了許多植物香氣與精油的效果，而真正能夠徹底運用這些效果的，其實是體育界。

在運動賽事中，選手必須將自己的力量發揮到極限，盡可能展現出長期訓練的成果。為此，他們必須讓身心維持在最佳狀態，當然有時也需要高度的專注力和求勝的精神。

此外，運動員平時的健康管理也非常重要。每天都得面對激烈訓練或比賽的他們，絕對不能受傷或生病，一旦身體出狀況，就必須讓自己迅速康復。

香氣與精油的功效，目前在體育界可謂備受矚目。

成為一名優秀運動員的條件，就是體力和意志力兼具。運動員在藉由訓練提升這兩項能力的同時，也必須好好休息，取得平衡。能迅速見效、又不會對身體造成負擔的植物香氣，正是可以從各方面為運動員提供支援的好幫手。

在本章裡，我將介紹以運動員為研究對象的「運動芳香療法」，這對於有運動習慣但稱不上運動員的各位讀者來說，相信也會有幫助。

　　事實上，即使各位完全不運動，本章的內容也能派上用場。

　　近年有許多運動員出版以自我啟發為主題的書籍，這些運動員在競爭激烈的體育界中嚴格自律、持續征戰，他們的觀點，對不屬於體育界的一般人來說，也一定有許多值得學習的地方。

　　醫學研究的對象往往是病人，而運動芳香療法則是以健康的人作為研究對象。若各位想在工作或學業上有出色的表現，以更健康的狀態，展現更令自己滿意的成果，本章介紹的香氣相關知識或許會有幫助。

　　前面提到，本章介紹的內容「對沒有運動習慣的人也會有幫助」，但為了維持身體健康，還是建議各位多少做點運動。如果各位明明很清楚運動有益身體健康，卻很難持之以恆，也許可以使用有助於提升動力的香氣。例如第四章介紹的檸檬香茅及葡萄柚，可以增加前額葉的血流量，聞嗅之後應該就比較容易產生動力。

據說有些健身房會在室內散布精油香氣,儘管效果會隨香氣種類而異,但只要讓運動後神清氣爽的感覺與香氣的記憶連結,相信就能讓怕麻煩的人提升上健身房的意願。

先用香氣提高運動的意願,等養成運動的習慣之後,再試著進行香氣的想像訓練,也相當有效。在比賽時,也可以利用香氣來減緩緊張,以利拿出最佳的表現。

運動員的特殊限制──不能使用藥物

運動員開始關注芳香療法的重要理由,是因為在大多數的賽事中,運動員都必須接受禁藥檢測。

在體育界裡,嚴格的禁藥檢測,是為了確立公平的競爭環境、同時守護運動員的健康及賽事的可信度所不可或缺的手段。使用禁藥,就是利用不正當的手法提升自己的表現,影響其他運動員的權利。運動選手應基於自身的實力與平時訓練的成果,公平地進行競爭,倘若利用藥物影響公平性,便違反了運動賽事最核心的精神。

此外,使用禁藥可能對運動員的健康產生嚴重的危害。禁藥

有許多副作用,如果持續服用,恐怕會引起嚴重的健康問題,然而一心想挑戰極限的運動員,有時可能會不惜犧牲自己的健康也要冒險。為了守護運動員的安全和健康,制定一個防止運動員使用違法藥物的機制,是有其必要的。

不過,有時運動員因為疾病或為了調整身體狀況而服用的藥物當中,也可能含有被禁止的成分,導致他們明明沒有作弊的意圖,卻違反了規定。

例如,2016年,住在美國的俄羅斯裔網球女將瑪麗亞・莎拉波娃(Maria Sharapova)在澳洲網球公開賽,禁藥檢測呈陽性結果。

世界運動禁藥管制組織(WADA)自2016年1月起,將名為「米屈肼」(Meldonium)的成分列入禁藥清單中,並早在一年前就發出公告。在某些國家,米屈肼是用於治療狹心症的藥物,但由於它能擴張動脈,增加人體內男性荷爾蒙的濃度,因此WADA判斷它可能會被用來提升體能,故將它列入禁藥清單中。然而莎拉波娃宣稱自己因為生病的關係,從十年前就開始服用米屈肼,同時不知道它被列為禁藥。最後,莎拉波娃遭到禁賽兩年的處分。

如上所述，無論理由為何，只要在禁藥檢測中呈現陽性結果，對運動員而言都是攸關選手生命的大問題。

一般人在日常生活中經常使用的藥物，諸如感冒藥、降血壓藥、治療花粉症或無月經症的藥物等，也可能含有禁藥成分。另外，營養補充品及中藥的成分並不一定會全部清楚標示出來，因此也必須留意。

若為了治療疾病而不得已需要服用禁藥，就必須取得醫師證明並提出申請，獲得主管機關許可，方能服用，只是申請的手續極為繁瑣，一般運動員都會極力避免。

在上述背景之下，體育界需要一種無須仰賴藥物就能照護身體的方法。

日本國立運動科學中心是一間長期投入運動相關醫學及科學研究的機構，該中心在官方網站上公開了一份研究報告，主題為針灸應用於運動員的效果。簡言之，高強度的訓練會降低身體的免疫力，但透過針灸的刺激，可以促進身體復原。

回到正題,總之,運動員使用藥物的風險太高,因此對他們而言,芳香療法正是最適合的解方。

許多頂尖的運動員,早已開始運用香氣或精油的功效。

有些運動員擅用香氣來調整自己的心情。在歐洲,不少足球選手會在賽前或中場休息時間噴些香水再上場,日本職業足球聯賽也有選手仿效這個習慣。只要聞到喜歡的香味,就能幫助自己專注或放鬆,也能燃起鬥志。如果精油中恰好也有自己喜歡的香味,那麼不但可以調整心情,更能透過香氣分子直接對大腦產生作用,帶來更多正面的影響。

巴勒斯坦的研究團隊在2016年發表了一篇研究報告,他們在前導研究中請運動員嗅吸精油的香氣,發現甜橙及綠薄荷的香氣縮短了運動員1500公尺長跑的時間,而甜橙的香氣增加了肺活量[1]。

另外,中國的研究團隊在2022年發表了一份動物實驗的研究報告,實驗結果顯示甜橙的香氣提升了大鼠游泳的持續時間[2]。

目前透過研究得到的科學實證尚嫌不足,但是為了守護運動員

的健康，我們必須在體育界推廣香氣與精油的各種優點，同時持續進行研究，發展更安全、更有效的運動芳香療法。

利用香檸檬的香氣預防感冒

接下來我要介紹的香氣功效，就算並非身為運動員的我們也可以活用，那就是預防感冒的功效。

研究顯示，運動員比沒有進行體能訓練的一般人還要容易感冒。相信各位應該會覺得很意外：大家都說運動有益健康，那每天都在進行體能訓練的運動員，怎麼會比較容易感冒呢？

其實，對健康有益的是「適度」的運動，但大多數運動員的運動量都遠遠超過了「適度」。容易感冒與否與人體的免疫功能有關，免疫這個字眼相信每個人都耳熟能詳，但可能只有籠統的印象。有時我們也會用「免疫力」這個字眼來描述，具體而言，就是血液或淋巴液中的白血球等免疫細胞，在面對來自外界的病原體等異物或體內產生的癌細胞時，與之戰鬥的能力。

免疫功能是身體系統的一部分，假如身體的狀況不好，免疫功

能就會降低。例如,當作息不規律,或是營養攝取不足、睡眠不足的時候,免疫功能就會下降。

此外,當交感神經活化,免疫功能也會受到抑制。免疫功能最重要的任務就是守護人體,但是在交感神經活化的狀態下,也就是眼前有敵人或珍貴的食物時,應付眼前的狀況遠比維持體內平衡重要,因此免疫功能就會被抑制。就好比當我們工作忙得昏天暗地時,自然會把整理房間的優先順位往後挪。

如果等工作忙完之後再開始慢慢整理,那當然沒問題,然而假如壓力一直持續存在,或是無法攝取充足的睡眠,又或是像運動員一樣,持續進行過度的訓練,交感神經就會一直處於活化的狀態,導致免疫功能受到抑制,免疫力降低。

當身體遭到來自外界的病原體入侵,就會出現感冒的症狀,不過,假如身體的免疫力夠強,便能在病原體大量增殖之前消滅它們,這樣一來也就不會出現感冒症狀了。相反地,若免疫功能太差,無法消滅病原體,病原體就會不斷增殖,在體內大肆作亂。此時,我們的體溫會上升、身體會發抖,還會出現發炎、咳嗽等症狀,這些都是身體為了擊退病原體而做的努力。在這種狀態下,無

論是運動或工作,當然都不可能表現出最好的一面。

以下要介紹的,是日本國立運動科學中心的研究團隊在2019年發表的研究報告。

該研究團隊請十六名健康的成年男性透過擴香機嗅吸精油香氣三十分鐘,接著評估受試者口腔內的免疫功能狀態。口腔的免疫功能狀態,可以透過檢測唾液中所含的SIgA（Secretary Immunoglobulin A）濃度來確認,過往的研究已證實:唾液的SIgA濃度愈低,罹患感冒的機率就愈高。

該研究使用的香氣,包括香檸檬、薰衣草及檸檬。實驗中,三種香氣的順序是隨機的,每次嗅吸會間隔一天以上。

實驗結果證實香檸檬精油的香氣能提高口腔內的免疫功能,據此,研究團隊表示香檸檬或許也可以預防感冒。只不過該研究的受試者並非運動員,希望未來會有針對運動員的研究。

在本書中數度出現的香檸檬,是一種可以減輕壓力、幫助入眠的香氣。無論是減輕壓力或攝取充足的睡眠,都有助於提升免疫功

能,因此在睡前聞一聞香檸檬,說不定可以獲得多重效果。

順帶一提,比較容易感冒的族群,不只是經常進行劇烈運動的運動員,平時幾乎完全不運動的人,感冒的機率也很高。在善用香氣的同時,也必須徹底實踐一般認為的健康生活方式,才是提升免疫功能的正道。

利用香氣讓精神維持在最佳狀態

運動員需要的不只是優異的體能,強大的心理素質也同等重要。頂尖的運動員必須能夠應付壓力、克服負面情緒,並保持追求遠程目標的動力。

因此,大多數運動員訓練體能的同時,也會鍛鍊心理素質。

在運動賽事中,營造一種「正面的緊張感」是有其必要的。人一旦太過緊張,就會失去冷靜,身體也會不聽使喚;相反地,倘若太過放鬆,身體的活動力就會下降。要在什麼程度的緊張之下,運動員才能獲得最佳成績呢?答案因運動項目與個人狀況而異,不過只要參加過幾次賽事,就能慢慢掌握對自己而言最理想的狀態,只

要知道如何進入這種狀態，便能充分發揮長期以來練習的成果。

圖8-1是各種運動項目與理想的緊張度模式，假設田徑及體操等個人競賽項目的緊張度為中等，那麼射箭、射擊這種站在定點進行、需要高度專注力的競賽項目，則需要更高的緊張度。相對地，需要展現求勝意志的技擊競賽或團體競賽，就必須處於適度放鬆，同時又能集中精神的狀態。

正如前述，有些精油香氣能提高緊張度，有些則能降低緊張度，只要挑選適合香氣來嗅吸，就能夠幫助自己維持理想的精神狀態。

例如，假設理想的緊張度較高，但自己目前的緊張度卻過低，怎麼都提不起勁，便可以聞聞能提高緊張度的精油香氣。圖8-1中列舉了一些例子，各位可以依照自己的喜好來挑選香味。

這種應用方式不僅適用於運動員，當我們面臨緊要關頭，如重要的考試、簡報發表，或是對心上人表白時，相信精油的香氣一定也能成為我們的助力。

透過精油按摩提升肌力

運動後進行按摩，不但可以減輕肌肉痠痛或發炎，也可以加速排除運動後體內堆積的乳酸，消除疲勞。

使用精油進行的芳療按摩，在體育界非常普遍。在一般芳療按摩中使用的按摩精油，精油濃度為 1～5％，但用於運動芳療按摩的精油濃度則稍微偏高，大多為 2.5～5％。

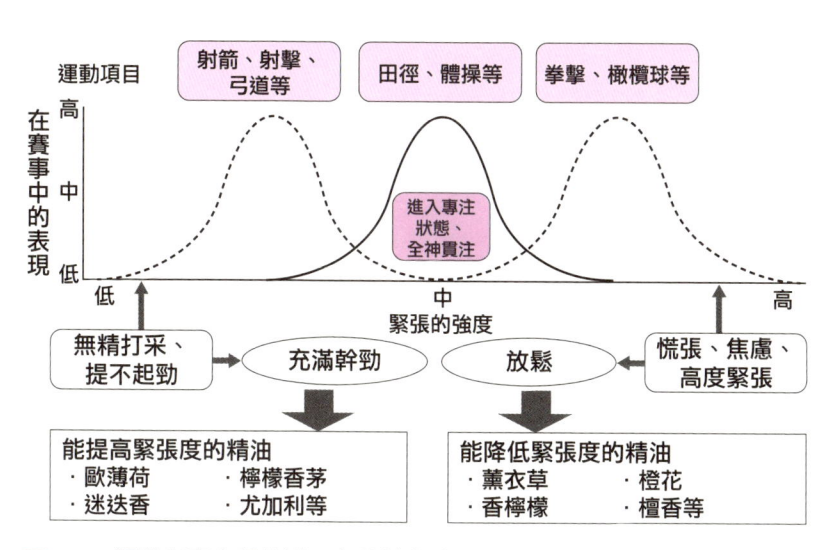

圖 8-1　運動賽事表現的逆 U 字曲線與建議用於芳香療法的精油。

進行精油按摩時，空氣中會瀰漫著香氣，因此如果使用的是具有鎮靜效果的精油，便可令人放鬆。除此之外，也可以獲得經皮吸收的效果。根據一篇探討運動芳療按摩效果的研究，在進行無氧運動後，若使用薰衣草精油進行按摩，除了可獲得放鬆效果外，血液中的乳酸也會迅速地被排除[3]。

　　另有研究團隊讓大鼠在運動後嗅吸香檸檬精油的香氣，結果發現其肌肉細胞的損傷及肌肉痠痛皆獲得減輕。在人體臨床實驗方面，中國與韓國的研究團隊曾讓十二名女性拳擊手在對打練習後嗅吸迷迭香的香氣，結果發現受試者肌肉細胞的損傷及肌肉痠痛同樣皆獲得減輕[4]。

　　我們進行了分子等級的解析，試圖確認精油按摩對骨骼肌帶來的影響。骨骼肌是讓肢體活動的肌肉，除了骨骼肌，人體還有讓心臟跳動的心肌，以及存在於內臟或血管內壁的平滑肌等肌肉。

　　骨骼肌在運動後收縮時，會釋放各種化學物質，這些物質總稱為「肌肉激素」（Myokine），其中有些能讓肌肉肥大，有些能促成骨骼生長，有些則能促進脂肪分解，對於有健身習慣的人來說，每一種物質的功能都相當重要。

最近，我們提出了一個假設：「精油也許能增加肌肉激素分泌量」，並使用體外培養的小鼠肌肉細胞來進行實驗。

　　動物的肌肉會隨著電訊號收縮或伸展，組成肌肉的各個細胞也一樣，因此，只要對體外細胞施加電刺激，創造出類似肌肉運動時的狀況，細胞就會分泌肌肉激素。此時若添加薰衣草精油，會出現什麼樣的結果呢？考慮到皮膚所能吸收的量，我們添加的精油濃度極低。實驗結果顯示，相較於沒有添加薰衣草精油的細胞，添加了薰衣草精油的細胞所分泌的肌肉激素中，能促使肌肉肥大的物質IL-6大幅增加。換言之，使用薰衣草精油進行芳療按摩，除了可以放鬆身心、消除乳酸，還可能有促進肌肉肥大的效果。

　　上述研究使用的是體外培養的細胞，而針對人體的研究目前也正在進行中。只要科學證據持續累積，相信未來必定能發展出對運動員更有幫助的芳香療法。在選擇按摩用的精油時，如果可以從自己喜歡的香氣中，挑選有助增加肌肉激素的精油，效果必定更佳。

運動芳香療法的功效

　　如圖8-2所示，在運動芳香療法中，精油成分可從鼻腔投

予（經鼻投予），亦可從皮膚投予（經皮投予）。前面提過的「擴香」，就是指用鼻子聞嗅香氣，當我們使用擴香機讓室內充滿芳香，或是在口罩上噴灑精油，原則上都屬於經鼻投予。不過，部分香氣分子可能會穿過鼻腔，直接進入喉嚨，由肺部吸收，這種情況便屬於經皮投予。

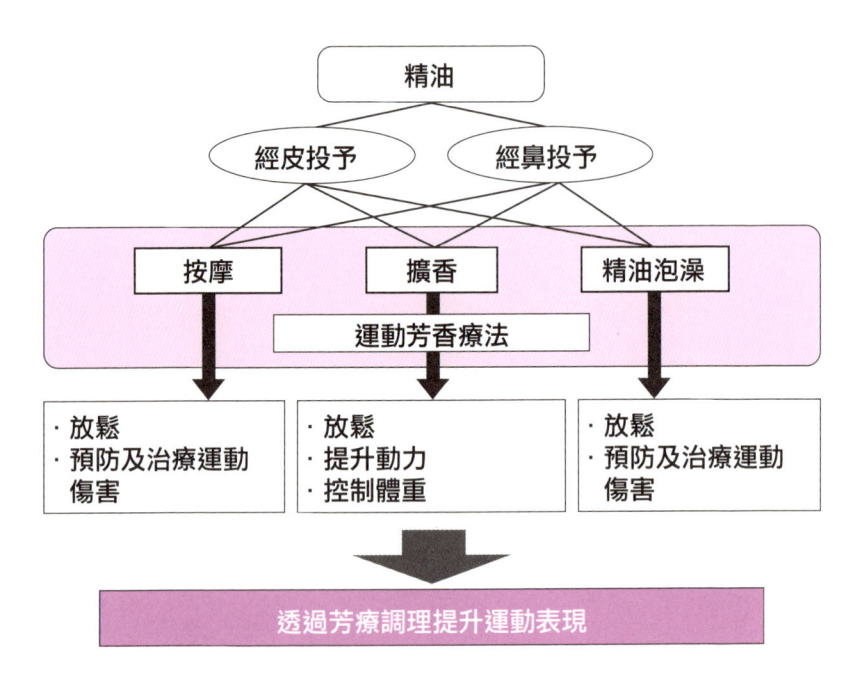

圖8-2　運動芳香療法的概念。

進行按摩時，一般會使用濃度1％～5％的按摩精油。一滴精油大約0.05毫升，換言之，在5毫升的按摩油裡添加一滴精油，就能製成1％的按摩精油。全身按摩需要20～30毫升的按摩精油，如果精油濃度是1％，便需要添加四～六滴精油。芳療按摩主要的途徑是經皮投予，但按摩過程中香氣分子也會飄散在空氣中，所以也能同時達到經鼻投予的效果。

精油泡澡是將精油加入泡澡水中沐浴的方法。精油不溶於水，因此必須攪拌均勻，讓熱水與精油充分混合。話雖如此，以泡澡時使用的水量來看，無論再怎麼攪拌，人體吸收精油成分的途徑仍以精油揮發後進入鼻腔的經鼻投予為主，而非由皮膚吸收。

近年來，碳酸泉在體育界受到高度矚目。根據日本紅十字會北海道護理大學的山本憲志教授及國士館大學的和田匡史教授等人的研究，運動後，利用含有高濃度二氧化碳的人工碳酸泉入浴，有助消除疲勞[*5]。我們與山本憲志及和田匡史兩位教授合作，研究在人工碳酸泉浴中添加精油的效果。目前我們已經證實，檸檬香茅精油與人工碳酸泉的複合作用能降低運動後的疲勞度，肌肉也比較不易痠痛。

如圖8-2所示,只要善用精油的功效,就可以對運動員提供各方面的支援。此外,雖然圖中沒有提到,不過第七章所介紹的各種有益女性健康的香氣,對女性運動員也很有幫助。可調整女性荷爾蒙的口服避孕藥有副作用,有些人不適合服用,另外,會連帶影響心理層面的經痛和經前症候群,也會左右訓練或比賽中的表現,若不想使用藥物來解決這些症狀,便可仰賴香氣的力量。

　儘管目前還必須累積更多科學證據,但相信日後的研究,一定能替運動芳香療法創造出更多可能性。但願本書能成為一個契機,促使更多研究人員投入運動芳香療法的研究,同時激勵更多芳療師開始實踐運動芳香療法。

總結

❖ 可預防感冒的香氣
　香檸檬。

❖ 可提升健身效果的精油
　薰衣草。

注

＊1 Jaradat NA. et. al., "The effect of inhalation of *Citrus sinensis* flowers and *Mentha spicata* leave essential oils on lung function and exercise performance: a quasi-experimental uncontrolled before-and-after study." *J Int Soc Sports Nutr*, 2016, 13:36

＊2 Tian L. et. al., "Comparative study on relieving exercise-induced fatigue by Inhalation of different citrus essential oils." *Molecules*, 2022, 27(10): 3239

＊3 Ikeda Miki et. al., "Effects of the essential oil massage using on plasma lactic acid, recovery physical fatigue and moods after the anaerobics." *Journal of Japanese Society of Aromatherapy*, 2007, 6(1), 35-40

＊4 Tianlong D. et al., "Effects of different recovery methods on postboxing sparring fatigue substances and stress hormones." *J Exerc Rehabil*, 2019, Apr 26, 15(2): 258-263

＊5 Wada Tadashi et al., "Facilitation of physical recovery after artificial CO2 hot water immersion in competitive swimmers." *Transactions of the Kokushikan University Science and Engineering*, 2021, 14, 159-164

後記

　　正如前言所述，2012年，我在NHK出版了《「香氣」為何能影響大腦──芳香療法與尖端醫療》一書。我在書裡提到，光是聞嗅香氣，就能改善或預防失智症的症狀，甚至連癌症造成的疼痛，也可以透過精油所含的芳香物質緩解。此外，該書也說明了人體的機制，包括大腦和身體如何吸收香氣？香氣對人體產生的作用為何？更指出對於過去光靠西洋醫學難以治癒或預防的疾患而言，芳香療法有望成為一個劃時代的替代治療方案。

　　該書出版後獲得熱烈的迴響，許多讀者表示：「這本書透過人體的嗅覺機制，淺顯易懂地解說香氣的效果具有哪些科學根據」。承蒙各位讀者的支持，該書已經十九刷了。能以科學的角度讓社會大眾了解香氣如何影響我們的身心，著實是件令人開心的事。

　　如今十幾個年頭過去，在這段期間裡，醫學芳香療法的基礎研究與臨床研究持續發展，國內外學者為了替精油的功效提出科學實

證而紛紛投入研究，持續產出論文。

然而在此同時，**醫療愈進步，就愈突顯出某些疾病是多麼難以治癒，某些症狀是多麼難以緩解**。正因如此，在未來，芳香療法（尤其是以醫療為目的的醫學芳香療法）才極有可能作為一種輔助及替代醫療，應用於此類疾病與症狀。事實上，世界上已有許多國家將芳香療法應用於護理、長照領域及救災現場。盼望醫學芳香療法未來能成為日本整合醫學的核心，幫助提升病人的生活品質（QOL），同時改善病人的日常生活活動（ADL）。

或許各位讀者也已經感受到，包括芳香療法在內的輔助及替代醫療相關研究，對於現代醫學及醫療的發展有著不小的貢獻。相信有服用營養補充品或健康食品習慣的人，應該不在少數。

近十年來，我們研究團隊持續進行芳香療法的相關研究，為的就是以科學方式證明植物所擁有的驚人力量。即使是像我（鹽田）這種專精解剖學的人，在得知原來植物能對人體帶來如此巨大的影響，也不禁驚訝連連。雖然不能用大鼠、小鼠和人類做比較，但大腦的邊緣系統（Limbic system）是與生物的「生存本能」息息相關的部位，也就是動物的本能反應，而非以智慧判斷後採取的行動。

我們可以期待,「植物散發的香氣」對大腦產生的作用,未來在人類身上將會出現更多應用方式,對於解決現代人常遇到的心理問題,也一定會有很大的幫助。現代的西洋醫療伴隨著「視覺化」而有長足的進步,亦即隨著X光、CT、MRI、PET等技術的發達,可以利用影像進行診斷,也可以透過生化檢驗數值制定活體功能的指標,找出引起各種疑難雜症的物質。在芳香療法的領域裡也同樣進步,現在我們已經能夠透過影像,即時判斷香氣對大腦帶來的影響。

　　除了嗅吸之外,我們也已經確認,將精油塗抹在皮膚上會對身體帶來影響。精油的人體臨床試驗研究才剛起步,眼前還有重重阻礙,然而我相信,接下來各種研究一定會以加速度的方式發展,並與臨床應用結合。日本在芳香療法的基礎研究與臨床研究領域,可說是領先全球,日後只要基礎研究與臨床研究互相配合,在醫療領域一定也可以成為全球的先驅。

　　正如本書所述,近年除了醫療現場的病人外,就連與病人形成對比的運動員,也開始留意到香氣和精油的功效;而把精油應用在提升運動表現、緩解訓練後疲勞的「運動芳香療法」,也逐漸開始流行。運動芳香療法結合了一般認為對增進健康有益的「運動」

與「香氣或精油」，可以想見兩者的加乘，必定能對人類的健康保健帶來莫大的助益。雖然在芳香療法的歷史中，運動芳香療法的科學證據還不夠完整，但我們的研究團隊也已經著手進行該領域的研究，並對其發展充滿信心與期待。希望未來還有機會與各位分享各種運動芳香療法的研究成果。

我們研究團隊針對「植物香氣的力量」，也就是芳香療法，進行了十年以上的基礎研究與臨床研究，本書堪稱我們研究成果的總整理。盼望我們的智慧結晶能幫助芳香療法成為一種真正的學問，同時也希望本書能獲得全世界人們的喜愛。

本書的完成，仰賴了許多人的幫助。首先是擁有豐厚科學知識的寫手寒竹泉美女士，她淺顯易懂地說明醫療界裡往往偏向封閉的研究，以及植物所擁有的力量，讓一般人也能清楚了解。另外，我也要感謝給我這個寶貴的機會，為本書的出版勞心勞力的NHK出版責任編輯田中遼先生。最後，我要特別感謝製作並整理實驗研究資料的星藥科大學運動科學研究室。

2024年1月底
鹽田清二、竹之谷文子

附錄　本書介紹的主要植物

天竺葵（Geranium）

　　牻牛兒苗科的多年生草本，有許多園藝品種。葉片上有馬蹄狀的褐色斑紋，從葉片萃取的精油香氣類似玫瑰。原產於南非，十七世紀傳入歐洲，經過多次品種改良。幕府末期一傳入日本便大受歡迎，培育出多達數百種的葉片變異種。香氣能調節更年期女性的女性荷爾蒙平衡、改善抑鬱症狀。

薑（Ginger）

　　薑科的多年生草本，全世界都愛用的香辛蔬菜之一。自古在東亞的溫暖地帶就有栽培，一世紀左右開始歐洲人便將其作為藥用，之後成為普及全世界的香辛料。中醫稱薑的新鮮根莖為生薑，認為它具有發汗、健胃等功效，也就是能溫熱身體、幫助消化，此外還有殺菌作用。香氣有促進食慾的效果。

伊蘭伊蘭（Ylang Ylang）

番荔枝科的常綠喬木，分布於印度及東南亞，最高可達30公尺。黃色的大型花朵會散發強烈的香味，是世界各地愛用的香料，許多品牌都使用伊蘭伊蘭製作香水，包括第四章介紹的香奈兒五號香水。名稱源自他加祿語（Tagalog）中表示「花中之花」的ilang-ilang。香味具有鎮靜作用。

快樂鼠尾草（Clary Sage）

唇形科多年生（或二年生）草本，最高可達1公尺。全株含有精油成分，散發芳香。葉片大，邊緣呈鋸齒狀，單純作為觀賞用也很受歡迎，葉片乾燥後可作為香料，常添加在調味料或果醬裡增添芳香，同時也具有消炎作用，和歐薄荷一樣可作為藥用。香氣具有抗壓及鎮靜作用，亦可改善經痛等源自女性荷爾蒙的症狀。

玫瑰木（Rosewood）

桃金孃科的常綠喬木，日語稱為「紫檀」。木材的質地堅硬，呈暗紫紅色，木紋美麗，因此自古就常作為建築或家具的材料，同

時也是製造鋼琴的珍貴木材。木材散發類似玫瑰花香的淡雅芳香，因而得名。香氣有鎮靜作用。

芫荽（Coriander）

繖形科一、二年生草本。早在西元前1550年左右的古埃及醫學文獻中，就有將芫荽作為藥用的記載，老普林尼（Gaius Plinius Secundus）的《自然史》（*Natural History*）中也曾提及。芫荽在十世紀之前便自中國傳至日本，江戶時代也有葡萄牙人引進日本。近年隨著異國料理的流行，泰語名稱「Phakchi」及華語名稱「香菜」的發音，在日本也廣為人知。香氣具有鎮靜作用。

洋甘菊（Chamomile）

菊科的越冬一年生草本。日本稱之為カミツレ（KAMITSURE），在德國甚至有「藥草之母」之稱，是一種相當具代表性的藥草。高約0.5～0.8公尺，會綻放類似菊花的白色花朵，全株散發芳香。可作為藥物內服，有發汗、解熱功效，也常用於增添利口酒的香氣，乾燥花可沖泡花草茶。精油對經痛等疾患有效。

檸檬香茅（Lemongrass，又稱檸檬草）

禾本科的多年生草本，是一種香料植物，多栽種於熱帶地區的溼地。葉片富含檸檬醛成分，散發檸檬般的香氣，經常使用在異國料理中。在中國，人們自古利用檸檬香茅治療頭痛、喉嚨痛等症狀。香氣具有活化大腦功能（提升動力與專注力）、抗病毒等效果。

香檸檬（Bergamot，常見譯名為佛手柑，詳請參見P.49編注）

芸香科的常綠灌木，高約4公尺。由果皮萃取的香檸檬精油，除了作為古龍水的原料與肥皂的香料外，也可加入食品中增添香氣，例如深受大眾喜愛的伯爵茶，就是以香檸檬提香的紅茶。香氣具有抗壓、幫助入眠、鎮靜等作用。

茶樹（Tea tree）

桃金孃科的常綠喬木，原產於澳洲，最高可達8公尺。由葉片萃取的精油具有殺菌、抗感染等功效，澳洲原住民習慣將茶樹葉片搗碎，用於治療傷口。生命力強，在溫暖地區容易栽培，也常被種植在庭院裡。香氣具有抗菌、抗病毒功效。

迷迭香（Rosemary）

　　唇形科的常綠灌木。在歐洲，自古就是羊肉料理中不可或缺的香料。此外，據說在古希臘時代，迷迭香被視為記憶、回憶的象徵，因此學生在上課時會戴著以迷迭香枝葉製作的頭冠。在藥用方面，浸泡葉片的水可以增強體力，亦可外用於治療風溼和外傷，也有人專門栽種迷迭香作為藥草。香氣具有活化大腦功能（提升專注力與記憶力）、抗病毒等效果。

馬鬱蘭（Marjoram）

　　唇形科的多年生草本，原產於地中海沿岸。餘韻持久的獨特香氣與肉類、起司等食材非常搭配，常用於義大利料理。在古希臘羅馬時代被視為「幸福」的象徵，常用來製作新郎新娘的頭冠。在歐洲的民俗療法中，自古將馬鬱蘭萃取物當作內服或外用藥物使用，可用於緩解支氣管症狀、緊張性頭痛、消化不良、肌肉痠痛、關節痛等。

葡萄柚（Grapefruit）

芸香科的常綠喬木，據說名稱的由來是因為其果實像葡萄一般簇集而生。十八世紀在西印度群島的巴貝多被發現，十九世紀後期種子被引進美國佛羅里達州後，開始展開經濟栽培。與其他柑橘屬植物相比糖分較低，也是其特色之一。香氣具有活化大腦功能（提升動力與專注力）及抑制食慾等功效。

檜木（Hinoki）

柏科的常綠喬木，最高可達30～40公尺。古代常用於生火，因此有一說日語的「檜木」（ヒノキ〔HINOKI〕）之名是取自「火之木」（HINOKI）的諧音。檜木自古就是最高等級的建材，現在也是栽培最廣泛的木材品種之一。精油中含有檜木醇（Hinokitiol），除了作為香料外，也常外用於皮膚病、口內炎。

歐薄荷（Peppermint，又稱胡椒薄荷）

唇形科的多年生草本，日本稱為「西洋薄荷」或「胡椒薄荷」。《新約聖經》中已有關於歐薄荷這種香辛料的記載，古埃及

和古羅馬時代的人們也經常使用它。歐薄荷比日本薄荷香，味道也較溫和，常添加於甜點、牙膏、化妝品中，與我們的生活密不可分。作為藥用可緩解消化不良與緊張性頭痛，香氣有消除疲勞、促進食慾等功效。

薰衣草（Lavender）

唇形科的多年生草本，原產於地中海沿岸至阿爾卑斯山一帶。品種繁多，全株散發香氣，故有「芳香女王」之稱。薰衣草精油自古受到人們的喜愛，據說薰衣草的屬名源自於拉丁語的「洗澡」（lavare），因為古羅馬人會在沐浴時將薰衣草精油加入泡澡水中，享受香氣。香氣的效果廣泛，具有抗壓、鎮靜、促進食慾等作用，亦可緩解生理痛等女性荷爾蒙造成的症狀。

國家圖書館出版品預行編目（CIP）資料

植物香氣的科學：舒緩身心、改善失眠與活化大腦的芬芳力量 / 鹽田清二，竹之谷文子著；周若珍譯 . -- 初版 . -- 新北市：遠足文化事業股份有限公司，2025.04
208 面；14.8 X 21 公分
譯自：「植物の香り」のサイエンス：なぜ心と体が整うのか
ISBN 978-986-508-348-9(平裝)
1.CST: 芳香療法 2.CST: 香精油

418.995　　　　　　　　　　　　　　　　　　　　　114001861

植物香氣的科學

放鬆紓壓、改善失眠與活化大腦的芬芳力量

「植物の香り」のサイエンス：なぜ心と体が整うのか

作　　　者 ── 鹽田清二、竹之谷文子
譯　　　者 ── 周若珍
副 總 編 輯 ── 賴譽夫
資 深 主 編 ── 賴虹伶
封 面 設 計 ── 張倚禎
內 頁 排 版 ── 立全電腦排版公司
行 銷 總 監 ── 陳雅雯
行 銷 企 劃 ── 張詠晶、趙鴻祐

出　　　版 ── 遠足文化事業股份有限公司
發　　　行 ── 遠足文化事業股份有限公司 (讀書共和國出版集團)
地　　　址 ── 231 新北市新店區民權路 108 之 2 號 9 樓
郵 撥 帳 號 ── 19504465 遠足文化事業股份有限公司
電　　　話 ── (02) 2218-1417
信　　　箱 ── service@bookrep.com.tw

法 律 顧 問 ── 華洋法律事務所 蘇文生律師
印　　　製 ── 呈靖有限公司

初版一刷　西元 2025 年 4 月
Printed in Taiwan
定價 420 元
ISBN　9789865083489（紙本）；9789865083496（PDF）；9789865083502（EPUB）
書號 0WPW0006
著作權所有・侵害必究 All rights reserved
特別聲明：有關本書中的言論內容，不代表本公司 / 出版集團之立場與意見，文責由作者自行承擔。

Original Japanese title: 'SHOKUBUTSU NO KAORI" NO SCIENCE
Copyright © 2024 Shioda Seiji, Takenoya Fumiko
Original Japanese edition published by NHK Publishing, Inc.
Traditional Chinese translation rights arranged with NHK Publishing, Inc.
through The English Agency (Japan) Ltd. and AMANN CO., LTD.